AF464690

A MM. LES BAIGNEURS, MÉDECINS, MALADES, GENS DU MONDE

CHOIX D'UNE EAU MINÉRALE EN BOISSON.

HISTOIRE & DOCUMENTS INÉDITS

SUR LES EAUX

DE ST-PARDOUX

Relatifs à la médecine des Eaux minérales du Bourbonnais au XVIe siècle,

d'après les travaux des historiens et savants

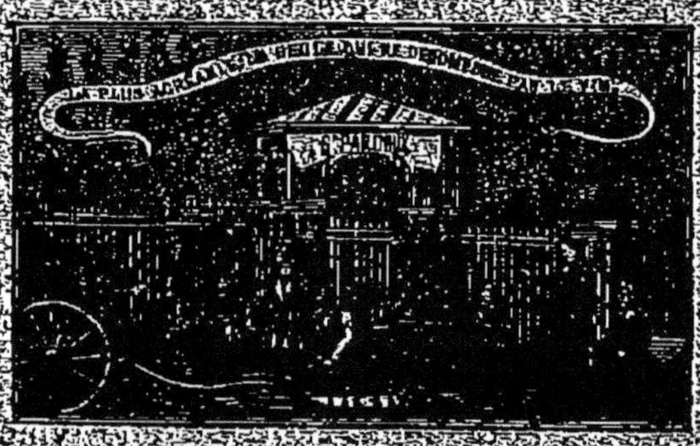

MOULINS

IMPRIMERIE DE C. DESROSIERS

MDCCCLXXIV

Utilité des Eaux de Saint-Pardoux.

Cette excellente eau minérale, ferrugineuse, acidulée gazeuse, que Nicolaï, en 1567, nommait la fontaine vineuse, à laquelle on attribuait la propriété de rajeunir et de conserver la santé, possède le double mérite d'offrir, mélangée au vin, sans le décomposer, une boisson des plus agréables, et d'être, aux yeux de tous les médecins, éminemment utile, dans tous les cas où sont prescrits les ferrugineux, où le sang est appauvri, comme les pâles couleurs, les convalescences, les fièvres lentes, les engorgements du foie et de la rate ; dans l'hydropisie, la scrofule, les digestions lentes et pénibles, les rétentions d'urines, etc.

—

Le docteur Constantin James, dans son *Guide pratique aux Eaux minérales*, s'exprime ainsi :

Les eaux de Saint-Pardoux sont d'excellentes eaux qui, par leur composition et leurs effets sur l'économie, tiennent le milieu entre les eaux de Vichy et celles de Spa. Un peu oubliées aujourd'hui, elles ont eu, au contraire, un passé qui ne fut pas sans gloire ; ainsi, en 1569, Nicolaï fut chargé, par Catherine de Médicis, d'analyser l'eau de la *fontaine vineuse*, comme on l'appelait alors, laquelle passait « pour rajeunir de moitié » ceux qui en faisaient usage. Depuis lors, plusieurs médecins s'en sont occupés, et tous se sont accordés à reconnaître que ces eaux se recommandent par leur saveur aigrelette et piquante, leur action légèrement tonique, et la manière si parfaite dont les estomacs les plus susceptibles les acceptent ; aussi conviennent-elles dans tous les cas où le fer est indiqué. Il n'est pas non plus d'eau qui supporte mieux le transport ; aussi je ne doute pas que, grâce aux perfectionnements d'aménagement et d'embouteillage dont elle vient d'être l'objet, elle ne figure bientôt au premier rang de nos meilleures eaux de table (8e édition, 1872).

DÉPOT DES EAUX DE SAINT-PARDOUX.

Paris, Maison Lescun, rue de Choiseul, 18
Cie *des Eaux de Vichy, boulevard Montmartre*

HISTOIRE ET DOCUMENTS INÉDITS

SUR LES EAUX

DE SAINT-PARDOUX

SOURCE MINÉRALE

FERRUGINEUSE GAZEUSE

DE SAINT-PARDOUX

(Propriété de l'Etat)

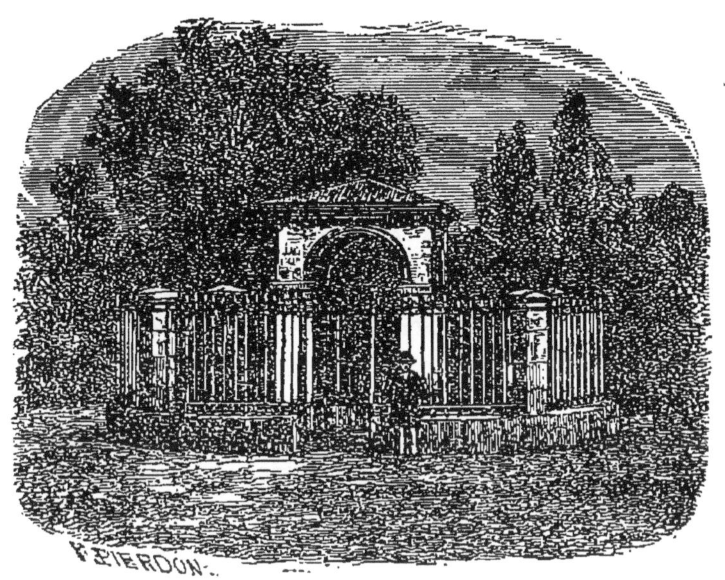

Dépôt des Eaux de St-Pardoux, à Paris, maison Lescun, rue de Choiseul, 18.

—

TARIF

FIXÉ PAR LE MINISTRE DE L'AGRICULTURE, DU COMMERCE ET DES TRAVAUX PUBLICS

50 centimes la bouteille prise à la Source.

A MM. LES BAIGNEURS, MÉDECINS, MALADES, GENS DU MONDE,
CHOIX D'UNE EAU MINÉRALE EN BOISSON.

HISTOIRE & DOCUMENTS INÉDITS

SUR LES EAUX

DE St-PARDOUX

Relatifs à la médecine des Eaux minérales du Bourbonnais au XVIe siècle,

d'après les travaux des historiens et savants

Nicolas de Nicolaï, Pierre Perreau, Jean Banc, Faye père et fils,

DE 1567 A 1774

Recueillis jusqu'à ce jour par le docteur X, membre de l'Académie de médecine.

MOULINS
IMPRIMERIE DE C. DESROSIERS
MDCCCLXXIV

INTRODUCTION

—

Nous ne sommes que les faibles imitateurs des anciens, qui, depuis longtemps, avaient connu l'usage des eaux minérales ; les Romains, ces grands maîtres, y ont laissé de précieux monuments qui nous étonnent. Devant cet exemple, notre siècle a favorisé la vogue dont ces eaux se sont emparées ; avec raison, on les a de mieux en mieux étudiées. La faveur est acquise au traitement hydro-minéral ; médecins et malades demandent à cet agent thérapeutique un secours qui ne lui fait pas défaut.

Je soumets à votre appréciation, lecteur, des documents qui, après trois siècles d'oubli, reparaîtront sous un jour tout nouveau, grâce à la publication de travaux qui assurément n'étaient pas destinés à l'impression.

J'espère vous être agréable en publiant pour la première fois ces curieux détails inédits des hommes remarquables du Bourbonnais, nos compatriotes ; recueil qui a bien son enseignement au sujet de la modeste et humble fontaine de Saint-Pardoux. Cette propriété de l'Etat, déclarée utile à la santé publique, longtemps ignorée, n'a fait parler d'elle que par les ruisseaux d'alentour.

Relatant les manuscrits de plusieurs auteurs, qui par leurs révélations inattendues paraissent faire sensation dans le monde des eaux, je m'efforcerai par des moyens dignes, honorabilité dans les rapports, vérité dans les écrits, de servir tout à la fois public, médecins et malades, et de mériter la confiance de ces juges.

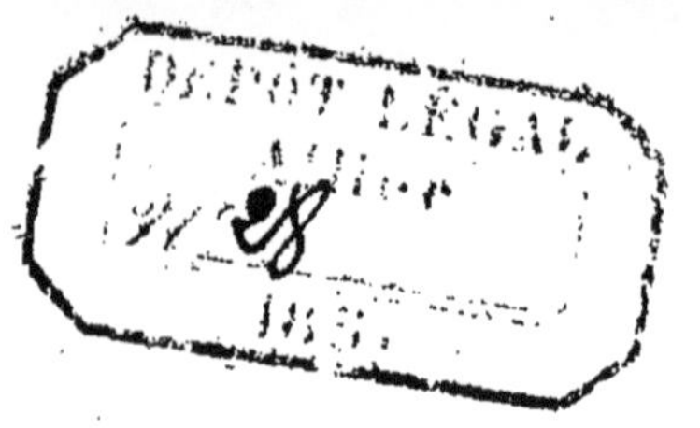

Notice sur Nicolas de Nicolaï en 1567.

—

Nicolas de Nicolaï, originaire du Dauphiné, et parent de l'illustre famille Nicolaï propriétaire à Hérisson et à Bled, historien, voyageur-géographe, obtint à la Cour, par ses talents et son habileté, une position considérable. Il fut chargé, par les Rois Henri II et Charles IX, de plusieurs missions diplomatiques dans diverses contrées. Il consacra seize années de sa vie, de 1544 à 1560, à visiter successivement le nord et le midi de l'Europe, et toute la partie septentrionale de l'Afrique.

Quelque temps après le retour en France de Nicolaï, la princesse Catherine de Médicis lui donna un logement dans son château de Moulins, en le chargeant d'écrire pour son usage personnel la description topographique de plusieurs provinces de France, entre autres la description des pays et duchés de Berry, 1567, et celle du Bourbonnais. Ces ouvrages, écrits par ce savant géographe exclusivement pour cette Médicis, à qui ils sont dédiés, présentent un véritable intérêt historique.

Nicolaï est le plus ancien statisticien qui ait parlé des eaux minérales du Bourbonnais. C'est de son manuscrit, qui se trouve à la Bibliothèque mazarine, orné de gravures enluminées représentant les puits de Bourbon, de Néris, de Vichy et le portrait de la fontaine de Saint-Pardoux, que nous extrayons ce qui suit :

LES BAINS CHAUDS DU BOURBONNAIS

BOURBON-LANCY, BOURBON-L'ARCHAMBAULT, NÉRIS, SAINT-PARDOUX, VICHY.

De la fontaine Saint-Pardoux ou fontaine vineuse.

1567

Dans les districts de la susdicte Chastellenie de Bourbon, en la paroisse de Theneulhe, près le chasteau du Bouys, appartenant au baron du Riau, sur le grand chemyn tendant dudict Bourbon à la

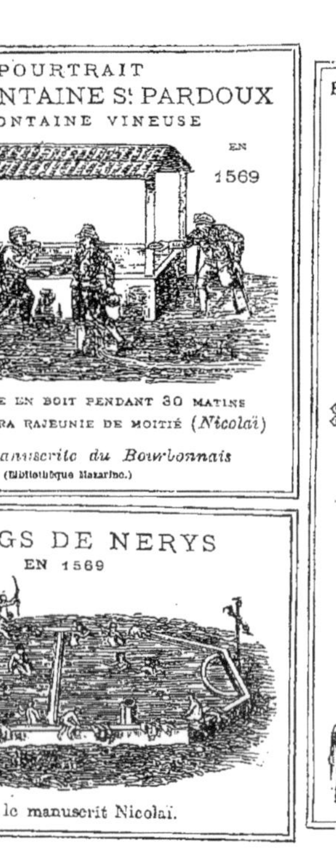

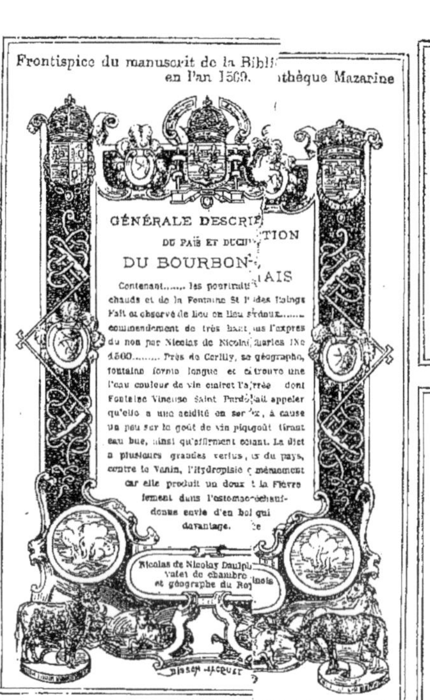

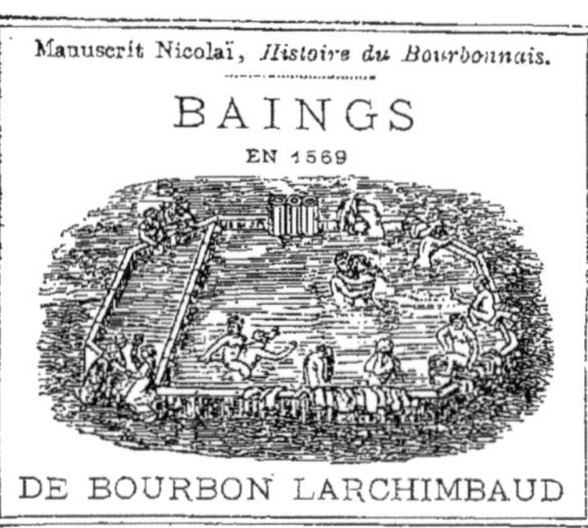

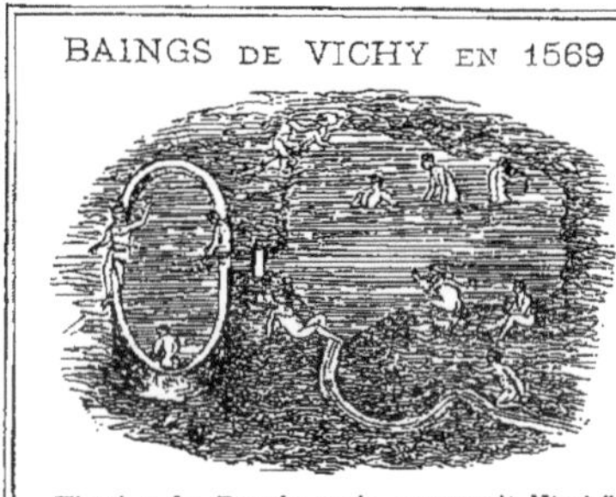

Histoire du Bourbonnais, manuscrit Nicolaï
de la Bibliothèque Mazarine.

ville de Creilly (Cérilly), en vne vallée, païs fertille en bledz, seigles et nourriture de bestail parce qu'il est montueux et plain de forest et taillys, y a vn petit temple dédié à sainct Pardoux et quelques ruines d'anciennes maisons ; et vne seulle qui est la taverne, auquel lieu la terre est asses rouge et boueuse et bonne à faire brique et autres telz ouvraiges. Sur le mesme chemin, environ six toises de distance du temple, y a vne fontaine, tenant forme longue et quarrée, qui a cinq piedz de Roy de long, deux piedz de large, et cinq piedz et demy de profondeur, estant couverte de thuille, la couverture soustenue sur quatre poustaux de bois ; l'eau de laquelle fontaine venant des sources de terre sort tant impétueusement qu'il semble qu'elle soit incessamment bouillante, combien qu'au toucher elle soit fort froide. Les habitants du païs l'appellent la fontaine de Sainct Pardoux, ou fontaine vineuse, et ce, à cause qu'elle a vne acidité, en son goust, tirant vn peu sur le goust de vin picquant, au bien pour autant que la terre qui est toute rouge faict paraistre l'eau comme vin clairet, un peu lousche, dans la fontaine, encores qu'elle soit de son naturel claire comme eau de roche, ainsy qu'il se peut voir à l'œul la mettant dans un verre.

Ladicte eau, beue ainsy qu'affirment ceux du

païs, a plusieurs grandes vertus et propriétés, mesmement contre le venyn, l'hydropisie et la fievre ; et estant la allé esprès, faisant mon cours et visitation pour le Bourbonnois, pour voir à l'œil les merveilles d'icelle fontaine, ayant appelle quelques voisins et le tavernier et les ayant diligemment interrogés des vertus et nature d'icelle, après l'avoir très bien considéré, sondé et mesme je m'en feiz mettre dans verre bien net pour en gouster, lui trouvay un goust acide et picquant, et non pas désagréable au boyre, me rendant incontinent par sa vertu un grand et doux échauffement en l'estomac ; ce qui me donna envie d'en boyre davantage, parce qu'au précédant j'avais esté par cinq ou six jours sy mal disposé d'un morfondement et d'un fièvre lente qu'à peine me pouvais-je soutenir à cheval ; et n'en eu plus toust beu un bon verre, qu'en un instant, je me sentis du tout délivré de ma maladie et remis en ma santé pristine.

Sur le mesme chemyn, et es environ, y a plusieurs autres sources bouillonnantes de telles eaus et fontaines, mais non que la terre y soit rouge, ains y est blanche et argileuse, Les habitans circonvoisins et ceux de ladicte taverne n'usent point d'autre eau que d'icelle fontaine soit à faire bouillir leur chair et potaige, a pestrir leur pain, et en leur breuvage.

Il est sur que si on met de cette eau dans un verre de vin, il change pas de couleur ni devient louche sans changer de gout de manière que pour mieux découvrir les secrets que la nature a mis dans cette fontaine et ayant discouru depuis avec des personnes tant rustiques que bourgeois, je n'en n'ait point trouvé qui m'ait plus contenté par de bonnes et naturelles raisons que Me Pierre Perreau, docteur en médecine très habile, natif de Moulins, lequel comme docte et curieux a recherché les causes et qualités les plus cachées d'icelle qu'il m'a libéralement communiqué pour insérer dans ce mémoire.

(Ces observations sont parfaitement vraies : Nicolaï fut chargé par Catherine de Médicis de visisiter, d'analyser et de décrire la vertu curative des eaux de Saint-Pardoux. Cette partie du travail de Nicolaï a été traitée avec une scrupuleuse exactitude, car elle avait une destination royale et n'était pas destinée à l'impression.)

Discours de M. Perreau, médecin, sur ladicte fontaine de St-Pardoux.

Comme en toute chose il faut rechercher et démontrer les deux principaux sens, le sens et la raison qui nous fait cognoitre les causes par démonstrations, il est besoin pour le sens de rechercher ce que c'est que l'eau de cette fontaine appelée Saint-Pardoux, les causes et les effets, pourquoy cette eau est claire, froide au toucher, au gout fort acide et salée laissant à la bouche une grandre astriction et une odeur pas fâcheuse ; l'ayant fait distiller plusieurs fois et rechercher au sédiment qui y est demeuré au fond de l'alambic j'ai trouvé de l'alun et du sel nitre, la quantité correspondante à celle de l'eau même ; si vous faites sécher au soleil de longue main la boue et le lut qui se trouve au fond de la fontaine vous verrez en partie l'alun par petites pièces et en partie le sel nitre séparé l'un de l'autre ; mais parce que l'alun y est en plus grande quantité il se voit plus aisément, car qui ne le cherchera diligement, il ne pourra séparer le nitre. — Étant au château du Bouis qui est tout auprès, je fus curieux, de prendre le lut et le faire cuire pour voir si j'en pouvais tirer l'alun, ainsi que décrit Mathiole sur les commentaires de Dioscoride au livre 5 en la manière qu'il le tire et fait aux mines d'alun qui sont auprès de Rome en la Tolfa et aussi si je pouvais tirer le sel nitre de la même manière que les poudriers tirent le salpêtre en cuisant la dite eau et boue ; et après l'avoir fait cuire et recuire plusieurs fois, j'ai trouvé quelques parties de vrai alun de roche, et aussi de sel nitre, ce qui pourra aisément se faire par ceux qui en voudront prendre la peine ; mais parce que je n'avais ni le temps ni le moyen, ni les instruments propres à cela, je n'en fis grande quantité, cependant au fond du lut il y avait assez grande quantité de sel nitre, dont il est aisé que cette eau est astringente salée et déséchante car Dioscoride au livre V^e^ des plantes écrit tout espèce d'alun être restringente, c'est pour cela que les Grecs l'ont appelé *stipteria* qui signifie en français astreingent. Examinant donc les propriétés de l'alun, on trouvera qu'il est chaud au troisième degré et assez desséchant toutes sortes d'ulcères et aussi astrigent. Je ne décrirai point ici toutes les espèces d'alun, renvoyant le lecteur à Dioscoride, Pline et Galien ; je dirai seulement que l'eau de ladite fontaine passant par les entrailles de la terre qui sont alumineuses elles rapportent par cela la vertu astringente et comme il y a aussi quantité de nitre l'eau est salée et nitreuse ; quant au vrai nitre du temps passé, on le tirait des mines de terre, et dans les ulcères et cavernes de la terre les eaux sont salées et nitreuses. Le nitre est une espèce de sel fort léger incarnat ou blanc et qui est troué comme une éponge ; le nitre est chaud au commencement du tiers de degré, sec sur la fin du même degré, salé en toutes ses parties, il nettoie et suscite et fond les humeurs grasses ; c'est pourquoi les médecins les ordonnent pour les coliques tant venteuses que phlegmatiques et davantage a la propriété de faire mourir les vers, et sert de remède contre beaucoup de poisons, et parce que la terre, autour et dans la fontaine est toute rouge qui est une espèce de *rubrica fabrilis* décrite par Dioscoride, qui est de sa nature dessicative et astringente ressemblant le bole armenii duquel les chirurgiens se servent pour étancher le sang et rejoindre les os rompus. Nous dirons donc que cette eau de Saint-Pardoux est composée de trois natures, savoir : du Rubrica, d'Alun et du sel de nitre, car passant par la terre qui est rouge et espèce de Rubrica dans les entrailles de laquelle il y a de l'alum et du sel de nitre, elle prend les qualités de la terre rouge, alun et nitre lesquels mêlés ensemble donnent une autre qualité à la dite eau qui devient par ce moyen propre à beaucoup d'effets et de grandes vertus comme on verra ci-après.

Propriétés et effets de la fontaine de St-Pardoux.

Toutes les choses susdites nous font conclure que l'eau de ladite fontaine est dessécative car Dioscoride nous le prouve clairement et aussi astreingente, prise par la bouche elle lache et purge le ventre, corrobore le ventricule faisant l'opération de la rhubarbe, prenant cette vertu et faculté de la rhubarbe qui est fort laxative, qui purge même les humeurs grosses et les flegmes qui sont aux parties profondes et intérieures du corps et ce tant par le vomissement que par le bas qui donne occasion à beaucoup de malades de mauvaise habitude et d'hydropisie qui viennent en ce lieu pour se guérir ; ils en boivent pendant neuf jours, faisant quelque cérémonie au temple de Saint-Pardoux la plupart desquels se sont trouvé guéris ; la raison est que, ladite eau est fort dessécative et chaude ce qui est requis pour la guérison desdites maladies qui ne provionnent que de froide complexion de foye, lequel ne peut convertir le chil en sang, en acquosité et parce que ladite eau étant bue lâche le ventre inférieur et corrobore le ventricule, ou se fait la première digestion des viandes ; il faut croire qu'elle amendra grandement à la 2e digestion qui se fait au foye qui est trop refroidie mais qui s'échauffera par la vertu de cette eau qui de son naturel est sèche et chaude et fortifiera la vertu sanguinative du foie ; ainsi la raison et l'expérience nous démontre l'usage d'icelle eau être propre à la guérison des hydropisies. Je ne veux m'amuser à croire qu'elle soit bonne à toutes maladies. Les pauvres en boivent si immodérément il faut qu'ils endurcissent de façon qu'il faut qu'ils soient serrés comme disent les médecins, il est impossible qu'ils soient guéris joint quand tous les remêdes d'Esculape seraient proprement ordonnés et exécutés ; mais il faudrait que ceux qui vont à la fontaine pour boire se gouvernassent par docte et heureux médecin et qu'ils n'eussent point de squierrhe au foie et bussent de l'eau par certaine quantité : la raison et l'expérience nous rendent assez doctes pour nous promettre leur guérison ; les paysans, quand ils sont malades de fièvres intermittentes, ils en boivent, car elle ouvre les conduits et les pores, fait suer et uriner et chasse le venin du sang et de la bile. Un bain fait de l'eau de cette fontaine est propre pour les femmes qui sortent de couche, et ce pour corroborer la matrice et la nettoyer s'il y est demeuré quelques portion de sang et de l'arrière-fait, la resserre et rend étroite, fait la peau du ventre tendue, endurcie les tetons et rend toutes les parties du corps fermes et solides ; si une femme se baigne, en boit pendant trente matins étant conduite ainsi qu'il est requis elle se trouvera rajeunie de la moitié et concevra plus aisément; si pareillement un malade de goutte s'y baigne plusieurs fois après les douleurs passées et qu'il n'y ait plus d'humeurs aux jointures, la vertu exécative de l'eau desséchera tellement les humeurs et l'astriction qu'elle corroborera et fortifiera les membres, et ensuite difficilement n'aura ni fluxion ni goutte. Or qui voudrait au long écrire toutes les facultés et effets de ladite eau il faudroit un livre entier. Ainsy, elle est propre contre les poisons et venins, de manière que sy vous prenés un crapaud ou une grenouille et le jetés dedans, vous trouverés qu'il mourra, s'il demeure seullement un quart d'heure dans ladicte fontaine, ou bien, sy vous l'y laissés moings, elle sera s'y estourdie, qu'elle ne reviendra d'une heure après. Et cela ay je expérimenté par plusieurs foys et croy que le mesme adviendroit si on jectait dedans quelques serpens ou vipères. Car les chenilles et buprestes meurent estant mises dans ladicte eau : le sel nitré donne ceste vertu, car prins en bruvaige, avec eau et vinaigre, il donne secours au venin des champignons ; prins avec eau seulle il est bon aux morsures, et pointures suprestes ; et buvant avec un peu de benjoin, il sert à ceux qui auront beu sang de thoreau. L'alun et le ombrica ont quasy toutes telles vertus dont ladicte eau faict ses effectz, laquelle est du surplus utile à plusieurs autres choses ; remectant le tout aux doctes médecins qui ont escript des vertus et facultés des eaux naturelles (1).

Pour copie conforme à l'original :

Moulins, le 16 avril 1867.

Le Bibliothécaire-Archiviste de Moulins,

CONNY.

(1) La science devait attendre jusqu'en 1752 où, le premier, Boerhaave avait entrevu la présence du FER dans la matière rouge colorante des globules du sang, laquelle n'en renferme pas moins de sept pour cent de son poids. A partir de cette découverte, médecins et chimistes se multiplièrent pour mettre en lumière ce point intéressant et à considérer le fer comme agent reconstituant du sang, et l'on peut dire avec Liebig : « La vie organique deviendrait évidemment impossible si le fer était exclu de l'alimentation.

En 1567, l'explication du mode d'action des eaux de Saint-Pardoux sur l'économie était un sujet difficile qui ne manque pas d'originalité que le médecin cherchait à rendre compréhensible.

La singulière vertu de la fontaine de Saint-Pardoux,

PAR Me PIERRE PERREAU, DOCTEUR EN MÉDECINE, DEMEURANT A MOULINS.

Spiritus Domini per aquas.

1600.

AU LECTEUR BÉNÉVOLE.

Amy lecteur, dautant que Dieu le créateur par son immense bonté, a créé au pays de Bourbonnois, vne grande quantité d'eaues minérales et medicales tant chaudes que froides : plus qu'en autre region de la France, par la vertu desquelles, les malades peuvent recouvrer leur première santé, en bien vsant d'icelles, et que plusieurs temerairement sans advis et conseils des Doctes Medecins, se transportent esdites eaux pour en vser, et qu'ils n'en rapportent en leur maison autre fruict, sinon vne nouuelle maladie et bien souuent pire que la première : car en lieu d'en vser, ils en ont abusé, c'est pourquoy j'ay mis par escrit en langage vulgaire, pour l'utilité du public, les vertus et facultez singulière, d'une seule fontaine acide nommée de Sainct-Pardous, où l'on pourra se conduire et guider aux autres eaues de semblable vertu et faculté. Attendant que quelque docte personnage escrira des bains et autres fontaines dudit pays, et la manière d'en vser. Je te prie de prendre en bonne part ce petit discours, attendant quelque chose d'auantage, et à Dieu.

Per aquas.

A ij

AVTORI CELEBERR. S.

Sic per aquas Æson iuuenilibus insitus annis
Phasidis agnouit Numen opemque manus.
Tu Medea tuis, quot Phryxea vellera præbes,
Quot stygia Hyppolytos et reuocabis aqua !

AV MESME AVTEVR

N'est-ce point ce qu'on dit fontaine Iouuence
Ces eaux de Saint-Pardous que tu nous fais gouter,
Ou que fils d'Apollon, tu sois né pour domter
Et le mal et la mort, diuin en ta science ?
Ce cristal, dont la nitre, et le mercure est l'âme,
Se sent plus animé du miel de tes discours :
Courage, on ne meurt plus : la mort n'a point de cours,
Puis qu'on tire des eaux, et la vie et la flame,

Vt per aquas.

—

SINGULIÈRE VERTU

DE LA

FONTAINE DE St-PARDOUS EN BOURBONNOIS.

CHAPITRE I.

Le diun Hippocrate, Prince de Medecins, recite en son Liure qu'il a intitulé, Des Aers, des Lieux, et des Eaux, que qui veut exercer la médecine methodiquement, et faire ce qui appartient à l'art qu'il doit considérer en la région où il fait sa demeurance, ces trois choses, scauoir, la situatiô de lieux, la constitutiô de l'année, avec la variété des temps, les vents familiers et peculiers, et lesquels regneront le plus en icelle province. Puis doit recercher la faculté des eaux, comme elle sont différentes de goult, pesantes ou legeres ; les vnes estant dormantes comme des estangs, les autres coulantes comme des rivières. Toutes ces trois considérations doit donc recercher celui qui veut profiter au public, et acquerir réputation et nom de sçavant Medecin, et principalement des eaux : car les vnes sont beaucoup plus excellentes que les autres, tant pour la nourriture de l'homme, que pour servir de matière medecinale ; car les vnes sont salubres, les autres profitent grandement à la conseruation de la santé : d'autres il en y a, lesquelles estans bien administrées servent de recouurer la santé descheue. Et dautant qu au païs de Bourbonnois il y a grande quantité d'eaux minerales et médecinales, tant chaudes, que froides, je vous representeray, par ce petit discours la singulière vertu d'vne seule fontaine acide, laquelle Dieu a creé audit païs, comme vn thresor singulier pour le recouurement de la santé, et seruir de médecines à plusieurs malades tant dudit païs, que d'autres prouinces. Et encores que je sçay bié que l'on a escrit des eaux de Pougues, quasi des mesmes facultez, et nature, toutesfois bien différentes, tant de goust, que d'essence et vertu, pour les auoir fort souuent expérimentées les deux en leurs effects, et par l'extraction. Je reciteray briefuement la situation de ladite fontaine, les causes de son acidité, et les maladies ausquelles elle peuuent seruir et profiter : et enfin la manière d'en vser.

CHAPITRE II.

Av païs de Bourbonnois il y a vn Chastel fort, appelé le Bois, des appartenances anciennes de la maison du Riau, distant de la ville de Moulins, capitale dudit païs, de huict lieuës, et de Bourbon, l'Archimbault. (où il y a grâde quantité d'eaux chaudes) de trois lieuës. Auprès dudit chastel, viron cinquante ou soixante pas, est une fontaine faite de main d'homme, de figure quarrée plus lôque toutesfois sur un sens que l'autre, sçauoir sur l'vn d'vne toise et demie et sur l'autre d'une seule toise, couuerte sur quatre pilliers aux quatres angles, la couuerture faite et de charpenterie et de massonnerie : elle est profonde quasi de deux toises. De cette fontaine sort et jaillit grâde quantité d'eau, fort acide, et piquante au goult, ressemblât estre rougeastre, pour le limon lequel est rouge dans le goullerot, par lequel découle la dite eau, encores qu'estant mise dans vn verre, elle est claire et fort limpide, comme argent. Au sentiment du nez elle a une senteur et vapeur, non trop fascheuse, encores qu'elle soit de parties ténues et vaporeuses, comme il se peut juger par les continuels bouillons, lesquels font jaillir l'eau prouenant du profond et source de ladite fontaine, froide actuellement, et bouillant incessamment, comme il se veoid à l'œuil. Et d'autant qu'il y a ioignant vne chapelle à ladite fontaine, dédiée à Sainct-Pardous, elle est nommée la fontaine de Sainct-Pardous, et le village de mesme nom. Les habitants du lieu l'appellent quelques fois la fontaine vinense ; parce quelle représente au goust du vin aigret, elle est dite (peut-estre) de ce mot latin *Perdulcis* (par doux), par trop doux, parce qu'elle ne l'est pas du tout ; et ceci par antiphrase *quod minimè sit*, comme on dit, *bellum*, la guerre, bien qu'elle ne soit ni belle ni agréable ; et *lethum*, la mort, qui est loin d'être gaie.

CHAPITRE III.

La considération pour laquelle les eaux sont faites au goust, acides et piquantes, est fort noble. Car veritablement elles sont telles par la participation des mineraux aux entrailles de la terre, comme de l'alum, côme du sel, ou du nitre, ou du vitriol, ou de l'airain, ou du fer, d'où elles acquierent telles qualitez au goust, parce que la pluspart des mineraux, et principalement l'airain, et le vitriol sont d'eux mesmes acides et aigres. Theopraste au liure qu'il a escrit de l'Histoire des plantes, fait deux genres de goust acide. L'vn (ce dit-il) se fait par putrefaction, comme quand le vin se corrompt, il deuient acide et aigre, le lait se putréfiant deuient acide et aigre, le chyle dans l'estomach estât corrompu, s'aigrit. L'autre genre d'acidité est par indigestion, comme par exemple plusieurs fruicts non venus à maturité, sont aigres, les cerises, les poires et pommes sont fort aigres, non parfaitement meurs, non qu'ils soient corrompus, mais ils ne sont assez digerez par la nature. Dont voila selon Theophraste, deux genres d'acidité, l'vn par putrefaction, l'autre par indigestion. Aristote au livre second des Meteores, en met vn tiers, sçauoir par accident, et dit que toutes les eaux prennent un goust dans les entrailles de la terre par commixtion du suc des mineraux où elles passent. Par exemple qui mestera du vinaigre dans l'eau, la rendra aigrette, et fera ce que les Medecins appellent oxycrat. Vitruve parlant de la qualité des eaux acides, dit qu'il y a dans les entrailles de la terre vn suc des mineraux naturellement acide, lequel estant incorporé auec les eaux, est cause de cette acidité mais c'est reunir à l'opinion d'Aristote, lequel dit les eaux estre telles par accident. Pour parler à la vérité, nous disons que l'eau de la fôtaine de Sainct-Pardous, laquelle se veoid syncère, limpide clair comme argent, légère, et ne différant des autres eaux potables, sinon de l'aigreur, qu'elle est telle, et de son propre temperament et naturellement aigre et dès son origine les eaux quand elles l'engendrent dans les entrailles de la terre, de la vapeur de l'air, elles sont pures et simples : mais passant par les canaux de la terre, elles acquierent nouuelle qualité par accident, tantost plus, tantost moins. Mais si dans la matrice de la terre il y a beaucoup de vapeurs des mineraux, où elles s'engendrent, elles participent incontinent d'icelles vapeurs. et des sucs de la matrice de la terre où elles sont engendrees or quand elles sont engendrees des pures vapeurs des mineraux dans les entrailles de la terre, lesquelles vapeurs se convertissent en eau de la nature et qualité est la vapeur : cette eau est beaucoup plus medicamenteuse et plus forte que d'autres eaux acides, lesquelles ne sont naturellement telles. C'est pourquoi l'eau de nostre fontaine de Sainct-Pardous estant engendre naturellement dans sa propre matrice des vapeurs du seul vitriol, elle est rendue acide par nature, et passant par les pores de la terre, où il y a du rubrica fabilis, qui est minière de fer, et par de là terre nitreuse, qui est une espèce de sel, elle acquiert accidentalement vne qualité d'aspérité, auec mordication à la langue, comme de sel : car l'airain et le vitriol sont les propres seminaires de l'acidité aux eaux principalement ; mais le sperme de l'airain est le vitriol, et du fer aussi. Le vitriol ou coupperose est un mineral, ou pur naturel, ou artificiel, picque la langue, est aspre et astringeant au goust. Tous ceux lesquels ont escrit des mineraux, ont creu qu'il tient du sousfre, du fer, et de l'airain. Nous voions le limon de nostre fontaine estre rouge, et principalement de couleur de rouilleure de fer. Ainsi nous conclurons nostre eau de sa propre nature estre vitriolée, et par accidêt participer de la rubrique de fer, et du sel nitre.

CHAPITRE IV.

Faut maintenant considerer les qualitez de la dite eau de Sainct-Pardous, pour faire les effects qu'elle produit iournellement, Galien au premier livre des simples médicaments, dit que la speciale et diuerse temperature se paroist aux eaux acides : car l'aigreur consiste en frigidité, avec quelque peu de chaleurs, tout ainsi comme au vin lequel se fait et deuient aigre par putrefaction, estant la chaleur du vin non du tout esteinte, y demeurât quelque degré de ladite chaleur au vinaigre, fait qu'il est composé de parties ténues et subtiles. Cela se iuge au goust par la langue : car si vous prenez de l'eau de la fontaine de Sainct-Pardous, elle laisse quelque chaleur douce à la langue, quasi comme qui diroit fermenter, c'est eslever vn peu en tumeur par ledit degré de chaleur, lequel s'esuanouit et evapore tout incontinêt. Dont notre eau est composée de qualitez froides et sèches attenue de quelque chaleur dans les entrailles de la terre par lesquelles qualitez elle produict ces effects. C'est pourquoay pour la tenuite de ses parties, et pour l'ignicule de la chaleur, elle dissoust les humeurs crasses et visqueuses dâs l'estomach, prinse par la bouche, et de cette mesme vertu elle rompt la pierre estant dans les rongnons, et dans la vessie, et les mundifie des arenes et sablons. Galien au sixiesme liure des simples médicamens, dit : Qu'il faut que les medecines faisans tels effects, soient de parties subtiles, penetrantes, et incisiues. En outre elle profitêt à l'estomach chaud et humide, pour leur qualité seiche et froide. Elles excitent l'appétit à ceux qui en boiuent ; elles font ouuerture des veines capillaires, du foye, et de la rate, ostent les obstructions du mesentère, et de toutes les parties du ventre inferieur ; guarissent les femmes des Fleurs blanches: et les rendent aptes à la conception. Elle guerissent les fievres longues, les subuersions d'éstomach, esteignent la soif inextinguible, prouoquent le sommeil. Elles resistent à la putrefaction et aux venins, tue les vers. L'expérience est telle que si vous mettez vn crapaut dans ladit fontaine, il est incontinent mort, comme toutes autres bestes véneneuses. Dioscoride liure cinquiesme chap. 74, dit, que le vitriol bleu auec de l'eau est bon à ceux qui ont mangé des champignons vénimeux, et qu'il tue les vers. Aujourd'hui on donne en breuuage de la coupperose en temps de peste, et aussi de l'huile, que les alkemistes tirent par force de feu, sans aucun inconuenient, et avec grand profit. Mathiol en son commentaire sur le cinquiesme livre, dit : I'ai expérimenté, pour vn singulier remede, de donner du poids d'vn scrupule de l'huile de vitriol, detrempée en eau d'agrimoine, au graueleux, et pour faire vriner ceux esquels l'vrine est retardée. Bref, c'est vn médicament profitable à plusieurs choses.

CHAPITRE V.

Ovtre les susdites facultez manifestes, nous sommes contraints de confesser qu'il y en a des occultes, lesquelles surpassent notre sens et jugement. Ces propriétés occultes sont insignes facultez par lesquels elles operent, et desquelles la cause est cachée, et est par dessus les causes naturelles, elle dépend de la forme spécifique, et mixtion celeste, laquelle se fait dans les entrailles de la terre. La forme est le premier principe des operations de toutes choses ; elle est régie non du temperament, mais du ciel : c'est pourquoy nous sommes contraints de dire qu'aux eaux, comme à toutes choses, il y a de la diuinité. Les Grecs, desquels nous tenons quasi l'vsage des Bains de toute antiquité, ont mis beaucoup de superstition et d'imposture à cecy : et comme dit Pine, a esté cause d'aumgmenter entre les hommes le nombre des Dieux comme Aegeria déesse, femme de Numa, a donné à vne fontaine, près laquelle Numa fouloit souuent prendre les plaisirs de nuict, et se joindre charnellement auec elle, et lors estoit admonesté diuinement de faire et instituer les choses sacrées aux Romains, lesquelles fussent plaisantes aux dieux. Ouide aux Fastes,

Ægeria est, quæ prœbet aquas, deggrata camiæis,
Illa Numæ coniux consilium que fuit

Elle donne les eaux, la Déesse Aegerie,
Qui fut femme et conseil de Numa Pompilie.

Donc l'antiquité a attribué quelque chose de sacré à toutes les fontaines et les a intitulées de quelque marque de diuinité, comme la fontaine de Jupiter, la fontaine de Mercure, d'Hercules, de Diane, et de plusieurs autres Dieux en divers lieux de la terre. Mais les Chrestiens pour abolir cette superstition et imposture des païens ont donné à toutes les fontaines, esquelles il y a du fruict pour le recouurement de la santé, des noms de saincts : comme à Pougues, la Fontaine de sainct Marcel, et la Fontaine de sainct Leger. A la nostre duquel est le présent discours, la Fontaine de sainct Pardous, et pour reuerence du sainct on a fait construire vn Temple soignant la dite Fontaine, où on a de coustume de faire des déuotions, en vsant, et après avoir vsé des susdites eaux. Qui pourra nier qu'il n'y ait beaucoup de sanctification aux eaux, et qu'il ne falle reuerer et honorer le nom de Dieu en ces miracles ? Dieu Tout puissant n'a point plus manifesté ses miracles aux hommes, que par les eaux. La mer Rouge a esté diuisée en deux pour dôner passage au peuple d'Israël, poursuivi par Pharaon, puis estant retournée à son premier estat, a submergé les Egyptiens. Le premier miracle que Dieu le tout puissant a fait, quand il a conversé au monde comme homme, a esté de changer l'eau en vin. Il a aussi institué le sacrement de Baptesme par l'eau. Il a fait la piscine probatique de Bethsaïda, la quelle l'Ange troubloit tous les jours, pour guerir les malades de toutes sortes de maladies, lesquels se pouuoient ietter et baigner dedans. Il y a vne infinité d'autres miracles. C'est pourquoy les chrétiens doibuent premièrement implorer le nom de Dieu, avec actions de grâces, de vouloir impartir icelles aux eaux auant qu'en vser, et leur donner telle fécundité de vertu, qu'elles puissent guérir leurs maladies. Pour probation de ce, nous amenerons des exemples des vertus diuines dont cette eau est remplie.

CHAPITRE VI.

Vn honnête homme agé de trente cinq ans, persécuté de la grauelle avec des extremes douleurs de ventre et vomissements et principalement sur la région du rougnon droict, enfin par l'attrition de quelques petites pierres dans le ventricule du dit rougnon où la douleur estoit continuelle, il se fit vn vlcere au dit lieu, car tous les iours il decouloit auec l'vrine grande quantité de matière purulente dèsectée seule quelquefois et par la sonde et bougie qu'on lui mettoit tous les jours dâs le canal de l'vrine. Pour remédier aux susdits accidents, il eut le conseil de plusieurs Medecins, et de diverses prouinces. Ceux de Montpelier luy ordonnèrent plusieurs et diuers remedes. Finablement venant au pays de Bourbonnois, il fust conseillé d'vser des eaux de la Fontaine de sainct Pardous, et pour toute préparation il print vn clistère et le lendemain un bol de caffé. Puis vsa des eaux l'espace de 30 jours, le quinziesme jour il ressentit tel allegement que ses viceres estans mundifiez et, quasi côsolidez, les vrines couloient fort claires et limpides avec des sablons et sans douleurs, dont il fut du tout gueri, faisant les actions d'vn homme bien sain, courant la poste, ne ressentant aucune douleur des accidens precedens, desquels il estoit persécuté presque durât six ans, et desesperant de sa santé, laquelle luy est retournée auec l'aide de Dieu premièrement, et la faculté operante de ces eaux. Louange soit au Tout Puissant.

CHAPITRE VII.

Les hydropiques accourêt de toutes part pour vser des susdictes eaux, et tous ceux lesquels font au commencement du mal, ou l'hydropisie n'est confirmée. C'est chose estrange qu'incotinent ils sont gueris par l'euacuation copieuse laquelle se faict par les vrines des serositez, lesquelles engendre le foye tous les jours, car la vertu languifiante du foye est esteinte, pour les oppilations et obstructions lesqueles sont dans les petites veines dudit foye. Le propre de cette eau est d'ouvrir les côduis et oster les oppilations causes d'humeur visqueuse et grosse. Elle esteint aussi la chaleur estrange de la fievre des hydropiques. Mais quand la substance du foye est entièrement gastée, et les hydropiques sont confirmez, comme l'on dict, les eaux font accélérer la mort à ceux lesquels en vsent : par ainsi, autant que d'en vser ils doibuent prendre l'aduis des doctes Medecins, pour estre regis par eux.

CHAPITRE VIII.

Il y eust aussi vne notable dame de maison illustre, laquelle demeura près de vingt ans mariee et quasi toujours malade sans faire enfans. Au commencement de son mariage, elle estoit persécutee d'vne tumeur insigne au costé gauche du ventre inférieur, iugée estre à la ratelle, et laquelle accreut de telle façon, qu'elle occupoit toute la region gauche du ventre inférieur iusque sur l'os du penil, et aussi iugée par tous les Medecins estre vne tumeur schirrheuse à la ratte. Durant le progrez du mal elle luy causa beaucoup d'accidens mauuais. Car elle estoit toute cachettique, persécutée continuellement des fleurs blanches, ayant expérimenté vne infinité de receptes pour donner ordre audit mal tant des Medecins de la Cour que de ceux de Paris. Enfin venant en ce pays, elle fust conseillée de purger par vn apozeme aperitif et laxatif, de faire durant huict jours des demi-bains, de choses propres pour ramollir cette tumeur. Puis elle fut conduite à la fontaine de

Sainct Pardous, de laquelle elle vsa l'espace de XXV jours, de quoy elle ressent telle allegement qu'elle s'en retourna entièrement guerie, sans tumeur et sans fleurs blanches : et au bout de neuf mois engendra un beau fils, et a vescu depuis heureusement.

CHAPITRE IX.

Ces jours, sur la fin de l'Elté vn honneste homme aagé de quarante ans, de complexion sanguine, de bonne quadrature viuant splandidement, et ne faisant exercice que de l'esprit, fut persécuté d'une fieure double tierce nothe par l'espace de 15 jours à laquelle maladie fut remédié par les voies ordinaires assez heureusement, comme il sembla pour lors. Car le malade se recognissant estre guéri, fit durât huict jours les actions accoustumées, lesquelles expirees, il lui print a vn instant vne faiblesse auec un vomissement de matières etherogenees : puis il entrat en fieure continue, laquelle obseruons toutes fois les types de la precedente nothe. Ledit malade auparauât estant grandement plein, il fouloit vomir souuent son manger vne heure après le repas et auec telle facilité, qu'il sembloit qu'il ne fist que cracher et auec tout cela, tous les mois lui couloit grande quantité de sang par des veines hemorrohïdales internes et sans douleur, et avec quelque soulagement. Tous les susdits accidens accreurent et augmenterent de telle façon, qu'ils estoient ordinaires avec la fieure; car il n'y eut plus de types remarquables, le vomissement continuel, avec vne douleur de cœur et foiblesse, et pensoit-on qu'il deust expirer à tous moments d'heure à autre. Outre plus, le flux hemorrhoïdal le persecutoit de telle façon, qu'il perdoit si grande quantité de sang, pur et net, et splendide, et sans douleur, lui prosternant ses Forces : tellement que l'on n'esperoit rien que la mort prochaine. Tout cela dura environ quatre mois, durant lesquels le malade deuint si atténué, et si maigre, qu'il ressemblait vn corps sec, ne luy restant plus rien que le respirer. Les Medecins appelez en conseil, furent fort empeschez, pour les indications contraires, et de la fieure, et du flux hemorrhoïdal parce que l'une nuisoit à l'autre. On lui fit user du lait d'asnesse par l'espace d'vn mois, et d'autres diuers remèdes. La fieure persécutoit tousiour auec vne alteration inextinguible, vne douleur de cœur, et naussée, et vomissement des viandes, et les inquietudes le persecutoient tellement, qu'il ne dormoit en façon que ce fust : tout cela lorsque les grandes froidures de l'hiver regnoient, au milieu du mois de Ianvier, où tout estoit glacé, la soif ne se pouuant esteindre par quelque sirop que ce fust. Finalement on pensa d'enuoier querir des eauës de sainct Pardous, pour lui en faire boire viron les trois heures après midi la quantité de huict onces pour esteindre cette soif et alteration. C'est une chose admirable, que ce estant executé contre la saison de l'année et ce temps importun, l'eau portée huict grands lieuës dans des bouteilles, il n'en eut pas pris trois jours durant, que cette altération fut esteinte, le vomissement cessa, et la douleur de cœur, et si le sommeil lui reuint, sans inquietude : lors on print indication de lui faire cesser l'vsage du laict d'anesse, et lui faire boire de l'eau de cette fontaine le matin, viron une liure, pour tenter l'euacuation par les veines. Cette affaire succeda si heureusement, qu'icelle estant assez copieuse, le flux hemorrhoïdal, lequel estoit immoderé, tout incôtinent fust supprimé, l'appetit lui reuint, et la grande ardeur de la fieure fust amortie. Prenans donc nourriture les parties solides, lesquelles auparauant estoient frustrées d'aliments, reprindient leurs premières forces, et estant humectées, amortirent le fieure etique ausdites parties. Enfin l'vsage de ces eaux durant vingt-cinq iours, a operé d'vne façon admirable, et diuine et en temps et saisons contraires. Du tout il faut louer le Tout puissant, qui distribue les graces où bon lui semble, et quât il veut.

CHAPITRE X.

Maintenant est nécessaire de sçauoir la manière d'vser de la susdite eau : parce que les eaux acides peuuent se vser en deux manières : car elles se prennent par brevuage et potion, l'autre on en peut user par les Bains (comme font les Allemans) aux maladies internes, et lesquelles sont cachées dans le corps, on a accoustumé d'en prendre par la bouche : mais aux maladies externes, elle s'accomode par Bains, où demi-Bains, ou fometations : et si la maladie d'aucun requiert tous les deux, la potion doit preceder les Bains. Communément en ce pays on n'vse des sucdites eaux que par la potion : Il faut noter que cette eau se prend pour deux principales raisons : L'vne est pour servir d'euacuation, et purger le corps de grosses et visqueuses humeurs, contenues dans le ventre inférieur ; l'autre est pour changer le temperament, côme celui qui aura une grande chaleur dans l'estomach. beuuant de cette eau, changera ceste chaleur à vne fraischeur gracieuse. Si la maladie de laquelle ils sont persécutez leur donne le loisir, ils doiuent choisir la constitution de l'année la plus chaude : parce que ces eaux sont froides et actuellement, et de puissance ; ioinct aussi qu'elles sont plus pures et nettes des eaux pluviales de l'hyuer, lesquelles se mestent parmi elles, tellemêt qu'elle se doiuent boire principamêt aux iours caniculaires : mais on pourra commencer sur la fin du mois de iuin et continuer Iuillet Aoust et septembre, les iours que le temps est beau, clair, et net et qu'il ne pleut point, se doiuent choisir ; mais s'il est pluuieux ou fort nebuleux, il faut s'abstenir ces iours de prendre des eaux. Et tout ainsi que le laict d'asnesse se prend au sortir de la mammelle, afin que sa vertu ne s'évanouisse, il est aussi nécessaire de prendre ces eaux sur la fontaine parce que sa principale vertu consiste en vapeurs tenues, lesquelles s'éuaporent incontinent : c'est pourquy elles sont beaucoup meilleures que portées. Les malades en peuuent prendre deux fois le iour, les matins après soleil leué, et viron les trois heures après midi, si leurs forces le peuuent permettre : autrement n'en prendront que le matin, incontinent qu'ils auront vuide les excrémens, tant du ventre que des vrines. La quantité d'en boire se doit mesurer, selon la complexion des malades : car il y en a beaucoup, lesquels ne peuuent porter cette grande quantité de ce que l'on a accoustumé de boire : parce qu'ils la vomissent, et leur estomach est débile, leurs forces prosternées, et elle ne peut estre digerée ni conuertie par la chaleur naturelle. D'autres en peuuent prendre grande quantité sans qu'elles leur facent mal, comme sont les coleriques, et sanguins : dont il se faut accommoder à sa nature et complexion, et en prenant les susdites eaux y procéder par degrés, côme le premier iour que l'on commencera, on peut prendre une livre et augmenter tous les iours jusques à soixante onces, ou plus, selon que l'on cognoistra, et ingera estre de ce raisonnable, pour se tenir à ce que l'estomach et les forces peuuent porter. Et en cette façon de boire faut continuer l'espace au moins de vingt, ou vingt-cinq, ou trente iour, comme la maladie du patient le requerra : et incontinent après auoir beu pour temperer la frigidité de l'eau, il est nécessaire de prendre à l'instant vn peu d'anis ou de canelle : puis se pourmener doucement sans se lasser, l'espace d'une bonne heure, si les forces du malade le permettent, ou bien monter à cheval ou en coche, et se pourmener iusques à ce que l'on aura commencé de vuider les eaux, et les rendre ou par les vrines, ou par les selles. Il y en a quelques uns desquels la nature est si constipée, et leurs côduits si estouppez, qu'ils ne les rendent ni par les vrines, ni par les selles, ni par les autres conduits du corps. Ceux s'abstiendront d'en boire : cela se cognoistra par l'espace de quatre à cinq jours, vsant des eaux, et il se faut préparer le corps par l'advis et le conseil d'un docte medecin, ou de deux ou trois, pour n'aller témérairement et les mains non nettes, comme l'on dit, à ces eaux.

CHAPITRE XI.

Apres que l'on aura rendu les susdites eaux, ou par les vrines, ou par le ventre inférieur, ce qui s'accomplit communément par l'espace de quatre heures, il est nécessaire et faut prendre son repas, lequel ne soit gueres different de ce qui est familier, et que l'on avoit accoutumé, pourvu qu'il soit de viandes de bon suc et de bons alimens et de facile digestion, surtout les chairs rosties sont préférées aux bouillies, car le moins qu'on peut vser de Bouilly, est le meilleur, combien qu'on eń peut mâger quelques fois. Toutes sortes de fruits temporances sont fort contraires à ceux lesquels vsent de ces eaux, toutes tartes et viandes faites de laict : mais pour l'issue de table, il pourrôt prendre quelque peu d'escorce de citron, ou de l'anis confit, ou d'une noix confite, ou du cotignat, ou du biscuit d'Espagne. Pour le Breuage ordinaire de leur repas, ils vseront du vin blanc, ou clairet, pur et net, non trop fumeux, ni fort, ni aussi trop faible, et de médiocre aage ; et s'il est trop fort on le contemperera de quelque bonne eau douce. Ce faisant, j'espère auec l'aide de Dieu, qu'il n'aduiendra aucun inconuenient à ceux lesquels vlseront des susdites eaux, et ce par l'aduis et conseil d'un scauant médecin ; mais qu'ils en recevront un grand soulas et allegement en leurs indispositions etc.

Per acqvas.

Près de trois siècles nous séparent de l'époque où ces travaux ont été écrits. La science alors errait, bégayait à peine pour nous trouver un chemin qui n'était pas encore parcouru entièrement.

Cet ouvrage et le rapport de Nicolaï nous montrent, au point de vue historique, la médecine hydrologique de l'époque. Les guérisons obtenues par la fontaine de Saint-Pardoux ont engagé ces deux savants à tenter l'analyse de cette eau pour en découvrir les principes médicaux qu'elles contenaient.

L'expérience de cette eau minérale, transportée à Moulins au plus fort de l'hiver quand tout était gelé, est confirmée maintes fois par les services qu'elle rend journellement loin de la source.

C'est l'avantage qu'elle a toujours possédé de se conserver sans perdre de ses propriétés, et de supporter le transport sans altération. Il ne faut pas oublier que nous sommes en l'an de grâce 1600.

Les progrès qu'ont fait les dernières sciences, la physique et la chimie, ont su nous rendre meilleur compte de la composition des eaux minérales, bien qu'il ne soit pas toujours possible aujourd'hui d'expliquer pourquoi ces eaux agissent si efficacement dans certains cas, que leurs effets paraissent tenir du merveilleux. Ces écrits ont une grande valeur devant le juge le plus impartial, le temps, qui a sanctionné le mérite médicinal de la fontaine vineuse de Saint-Pardoux.

Jean Banc, docteur en médecine de Moulins en Bourbonnais, dans son ouvrage intitulé : *La Mémoire renouvellée des Eaux naturelles et faveur des Nymphes françaises et des malades qui ont recours à leurs emplois salutaires.* — Paris, Pierre Sevestre, 1605, — s'exprime ainsi :

DES SOURCES

de Saint-Pardoux et de la Traulière, froides et médicamenteuses.

CHAPITRE II.

1605. La fréquentation de la fontaine Saint-Pardoux n'est pas moins ancienne que celle de Pougues ; les pareilles neufveines se faisoient de toute mémoire par le peuple au dict Saint-Pardoux qu'à Saint-Léger à Pougues, et en l'honneur et reuerence du dict Saint-Pardoux, s'estoit bastie une chapelle proche de la dicte fontaine pour receuoir en ceste boisson et auec les suffrages et prières du dict S. guérison de l'hydropisie et autres enflures particulières du corps.

Ceste source est en Bourbonnois en la paroisse de Teneuille. Elle n'est guiesres plus loing des villes de Serilly (Cérilly) et de Caune (Cosne) que deux lieues. Elle en est à plus de trois de Bourbon l'Archambault où sont les bains naturels, toustefois auoisinée d'une infinité de chasteaux, et y a quelques villages aussi qui peuuent servir de commodité de retraite et de séjour pour les malades. Mais si incommodement que je croy que c'est la cause pourquoy sa réputation s'est moins estendue jusques à ceste heure. Car a vérité est que ses qualités aigrettes en picquantes sont fort estendues : ses esprits tenuz, sa source riche, son accès facille et suject au meslange des eaux doulces combien qu'elle ne paroisse jamais si claire que celle de Pougues et ne luy a rien manqué pour s'establir et un plus relevé credit quun meilleur genie ou une commodité de séjour meilleur pour les malades que celuy de son voysinage, ny ayant qu'une seule maison pour cet effect à la proximité de son cours.

A moins d'un petit quart de lieue de là, un peu plus haut, se trouve une autre source d'eau minérale de presque pareil goust. Elle est posée dans un pré fort marécageux et s'appelle la fontaine de la Traulière ; son accès en est fort difficile voire en esté le plus sec, si est-elle riche et fort copieuse en son émanation, froide, piquante, vaporeuse et claire à merveille, ne ressortant de son fonds qu'avec murmure et bruict. Les voisins de là, qui travaillent au labeur de la campagne s'en désaltèrent, et n'en boivent point d'autre en leurs plus grandes chaleurs sans aucune nuisance. Ils disent qu'ils en sont aussi fort soulagez, lorsqu'ils sont pressez de soif et attaintcs de fièvre, mais guère de personnes ne s'en servent pour la santé, pour estre pour la plupart deatituée des meilleures propriétéz des eaux, calcanteuses et ferrugineuses, deues aux indispositions que j'ai cottées aux traitez précédents ; aussi crois-je à la vérité qu'elles ont beaucoup de meslange d'alun, soit en esprit. soit en ténue matière, et ne m'est point apparu jusques ici que leur usage ayt rendu quelque fruict contre les maladies. C'est pourquoy je n'asseure rien pour aller de bon, ny de mauvais succès.

Mais pour celles de Saint-Pardoux, je les certifie par mon jugement de pareille, ou a plus pres approchante propriété que celles de Pougues. Quelques-uns disent qu'elles sont plus ferrugineuses et n'ont propriété de lascher le ventre, comme celles dudict Pougues. Ce sont contre je leur ay veu moyenner leur descharge de toutes façons, aussi heureusement que celles de Pougues, mais je n'en mentiray point, mes yeux n'y ont point esté si soigneusement portez que j'en aye faict aucune remarque particulière dont je me puisse souvenir, combien que je sois fort mémoratif d'y avoir envoyé plusieurs femmes ou filles atteintes ou de palles couleurs ou de suffocation de matrice qvi y ont reçu guérison entière. Aussi bien que plusieurs calculeurs non confirmez en solidité ou en grosseur immense de pierre, qui y ont reçu du soulagement fort apparent.

Feu M. Perreau, médecin de Molins, très-grand personnage et merveilleusement recommandé en la belle réputation en laquelle il a fort longuement vescu faisant la médecine, a escrit de ces eaux de Saint-Pardoux depuis sept ou huit ans un petit traitté auquel (pour ne faire tort à un si grand personnage et pour quant et quant éviter prolixité) je renvoye le lecteur, s'il veut plus à plein estre informé du mérite de cette source. Je sçay quil n'a pas oublié d'y insérer de belles expériences parce qu'il a du soing particulier d'en rechercher les propriétés durant quelques années : Parquoy je me desporteray d'en faire plus long discours et suyvray mon ordre proposé.

Nous le disons à la louange de Saint-Pardoux, aucune fontaine ne possède d'aussi beaux titres ; il fallait que ses cures fussent bien frappantes pour qu'alors ces notabilités crussent devoir, dans l'intérêt de la santé, révéler des faits aussi concluants.

Du *Nouvel Essai sur les Eaux de Bourbon*, par J. P.-P. Faye, 1804, il a été extrait ce qui suit :

Eaux acidules ferrugineuses de Saint-Pardoux.

CHAPITRE PREMIER.

1804. Les eaux de Saint-Pardoux ont leur source dans un hameau de ce nom, à trois lieues sud-est de Bourbon-l'Archambault.

Le pays est montueux, très-boisé, abonde en gypse et en quartz, est environné de mines de charbon de terre et de fer, dont une très-importante, celle de Saint-Jean-de-Bouys, n'en est éloignée que de trois lieues.

Origine.— Elles surgissent en bouillonnant dans un petit réservoir, formant un carré long d'environ six pieds, sur trois de large, et viennent du sud-est. Si l'on suit cette direction, on voit, de distance en distance, jaillir quelques filets d'eau absolument semblables.

Volume.— Cette source est assez abondante et peut fournir environ 200 pintes (litres) par heure, ou 4,800 en 24 heures, ce qui suffit à son usage ; lorsqu'on cherche à vider entièrement son bassin, dont la profondeur est de 7 à 8 pieds, quelque célérité qu'on y apporte, on ne peut mettre le fond à sec.

Propriétés physiques.— Pétillement.— Ces eaux pétillent sans cesse et causent un bruit quelquefois assez fort, qui n'est qu'un dégagement de gaz, augmentant avec le froid et l'humidité, et formant à leur surface des bulles. On y voit aussi une vapeur légère, lorsque le temps est brumeux ou que le thermomètre descend à zéro.

Couleur.— Leur couleur est celle de l'eau distillée quand l'atmosphère est pure ; elle se trouble et devient jaunâtre pendant les orages et l'extrême sécheresse. Sans doute leur cours, augmenté dans le premier cas et ralenti dans le second, donne lieu au détachement du dépôt qu'elles font toujours, et peut-être aussi au mélange des terres voisines. Conservées dans des bouteilles bien bouchées et placées dans un lieu sec, elles ne perdent pas leur limpidité, ne déposent rien ; au contraire, débouchées ou mises par terre dans un lieu froid et humide, elles offrent des particules jaunes qui se précipitent et ressemblent alors, pour toutes les qualités physiques et chimiques, à de l'eau distillée.

Saveur.— Leur saveur est piquante et aigrelette ; elles laissent dans la bouche un goût vineux et martial. Mêlées au vin, elles flattent le palais en l'aiguisant.

Elles sont très-susceptibles d'exportation. (Pour

en faire venir, il faut s'adresser au chef des baigneurs, à Bourbon-l'Archambault. Lorsqu'on vient en chercher, c'est à Saint-Pardoux qu'on doit aller, et l'on y trouve un préposé, et de tous les pays voisins on va en chercher, mais leur action est bien plus sûre lorsqu'on vient les boire à Bourbon-l'Archambault, où, chaque jour, on en a de nouvelle, puisée quelques heures seulement avant qu'on en fasse usage.

Il est des personnes qui vont jusqu'à Saint-Pardoux même ; mais ce hameau n'offrant ni logement, ni ressources médicales ou domestiques, l'indigence seule est conduite par l'espoir et soutenue par l'habitude d'un mauvais régime.

Température.— Le thermomètre, plongé dans le réservoir de ces eaux, m'a offert 5°, et il en marquait 18 à l'ombre. Il s'élevait à 6 lorsqu'à l'ombre il descendait à 0.

Elles sont donc plus fraîches l'été, plus chaudes l'hiver, et ce contraste est d'autant plus frappant que nos sensations sont relatives à la température qui nous environne.

Le dégagement du gaz acide carbonique et la diffusion de son calorique expliquent ce phénomène et font concevoir pourquoi elles ne gèlent jamais.

Pesanteur.— Leur pesanteur spécifique est à

peu près celle de l'eau distillée ; cependant elles sont plus légères lorsqu'elles ont déposé.

Dépôts. — Leur dépôt recouvre le bassin ; mais il est si peu abondant qu'on a beaucoup de peine à le recueillir ; sa couleur jaune fait assez soupçonner que c'est un carbonate de fer.

On ne voit presque jamais de conserve dans le réservoir.

SECONDE PARTIE.

ÉTAT CHIMIQUE

CHAPITRE II.

Essai par la distillation,

Le gaz que dégagent les eaux de Saint-Pardoux, recueilli à la source dans une cloche, a éteint une bougie allumée et rougi la teinture de tournesol.

J'ai versé de l'eau de chaux sur une pinte d'eau de Saint-Pardoux jusqu'à ce qu'elle ne se troublât plus, et j'ai eu un précipité de 48 grains ; il y a donc 19 grains 1/2 d'acide carbonique dans chaque pinte, et peut-être un peu plus à cause de l'absence des sels magnésiens, ce qui va être démontré.

Essai par les réactifs.

Versés sur les eaux de Saint-Pardoux :

La teinture de tournesol.	Les rougit et elles prennent une couleur vineuse foncée.
L'eau de chaux.	Les blanchit, les trouble, et forme, si on en ajoute beaucoup, un précipité de carbonate de chaux.
Le sirop de violette. . .	
La potasse caustique . .	
Le gaz ammoniac. . . .	
Le nitrate d'argent. . .	
L'oxalate d'ammoniaque.	
Le muriate de baryte. .	
L'acétite de plomb . . .	
L'alcool gallique	Ou une couleur orange qui est la sienne.
L'acide sulfurique . . .	Dégage des bulles.
Le prussiate de chaux.	Les colore faiblement, seul, mais leur donne une couleur bleue par l'addition de l'acide muriatique.
Le prussiate de potasse.	Leur donne une couleur vert de mer, qui devient bleue si on ajoute quelques gouttes d'acide nitrique.

Inductions — L'action de ces réactifs ayant été nulle pour presque tous, et n'ayant eu lieu que pour la teinture de tournesol, l'eau de chaux. l'acide sulfurique et les prussiates de chaux et de potasse, stimulés par l'addition des acides muriatique et nitrique, j'en ai conclu qu'il n'existait dans ces eaux que du gaz acide carbonique démontré par les premières de ces substances, et une très-petite quantité de fer à l'état d'oxyde noir et qui, en s'unissant au même acide, formait un carbonate.

Essai par l'évaporation.

J'ai fait évaporer 30 pintes d'eau de Saint-Pardoux au bain de sable, en terminant l'opération dans une capsule de porcelaine ; j'en ai fait évaporer autant sur le feu, d'abord, et ensuite au bain de sable dans une capsule semblable, et j'ai obtenu dans chacune de ces opérations un résidu de 40 grains.

Phénomènes de l'évaporation

La liqueur est restée claire et limpide au commencement ; il s'élevait à la surface des bulles qui venaient s'y dissiper ; vers le milieu de l'évaporation, il s'est détaché des parcelles noires très-légères, et, vers la fin, la liqueur s'est colorée en jaune, et son résidu, précipité au fond, a pris la forme d'une touffe de gazon rasé.

Traitement du résidu par l'alcool, l'eau distillée et l'acide acéteux.

Traité par l'alcool, l'eau distillée, froide et bouillante, l'acide acéteux, il n'a pas perdu son poids, et je me suis convaincu de nouveau qu'il n'y existait ni sels muriatiques, ni sels sulfuriques, ni alcalis, ni terres.

Traitement du résidu par l'acide muriatique et le prussiate de potasse.

L'acide muriatique versé sur le résidu a fait effervescence et en a opéré la dissolution complète. Je l'ai affaibli, je l'ai fait digérer en y introduisant le prussiate de potasse; j'ai coloré le tout en bleu de Prusse, et quelques gouttes d'acide nitrique m'ont procuré sur le champ un précipité bleu foncé, pendant que la liqueur s'éclaircissait. J'ai filtré, pesé, séché, et reconnu, supputation faite de l'acide prussique mélangé ici, que ces eaux contenaient 40 grains de carbonate de fer dans les 30 pintes évaporées, ou 1 grain 1/3 par pinte.

Traitement par le prussiate de potasse et l'acide nitrique.

J'ai versé sur un flacon contenant 3 pintes d'eau de Saint-Pardoux du prussiate de potasse, et la liqueur est devenue vert de mer; j'ai ajouté un peu d'acide nitrique, et elle est devenue d'un bleu de Prusse très-beau, s'est éclaircie peu à peu, et m'a offert un précipité de prussiate de fer pesant neuf grains, qui, d'après les proportions établies par Proust, Cadet et Salverte, c'est-à-dire 55 5/9 d'acide prussique, et 44, 49 d'oxyde de fer pour 100 parties, ou de 5 à 4 contenaient :

1° Acide prussique.......... 5 grains.
2e Oxyde de fer noir.......... 4 grains.

Il y avait donc dans chaque pinte (litre) 3 grains de prussiate de fer ou

1° Acide prussique.......... 1 grain 2/3.
2° Oxyde de fer noir........ 1 grain 1/3.

J'ai essayé de même plusieurs bouteilles de ces eaux débouchées et exposées quelques jours au froid et à l'humidité, j'y ai toujours trouvé un précipité de carbonate de fer peu attirable à l'aimant, et le devenant davantage par la réduction au feu, une petite quantité de ce métal suspendu dans la liqueur et peu de gaz acide carbonique, en comparaison de ce qu'il y en existe ordinairement, lorsqu'on vient de les puiser ou qu'on les a conservées avec soin.

Traitement du dépôt de ces eaux. — L'acide sulfurique et l'acide nitrique, versés sur le dépôt jaunâtre qui se fait dans le réservoir, il y a effervescence et dégagement de gaz acide carbonique.

Inductions et conclusions. — Précis de l'analyse chimique. — L'eau de chaux, l'eau distillée froide et chaude ; le muriate de baryte et l'acide oxalique n'ont eu aucune action sur lui. L'acide muriatique en a opéré la dissolution complète avec effervescence. Le prussiate de potasse s'est coloré en bleu de Prusse, et en se clarifiant a précipité du prussiate de fer. Ainsi, 30 pintes d'eau de Saint-Pardoux, filtrée pour lui enlever les substances étrangères, comme les débris des végétaux, ne contiennent que 40 grains de principe fixe, et ce principe unique est un carbonate de fer. En y ajoutant le gaz acide carbonique, principe volatil, et réduisant le tout à la quantité contenue dans une pinte (un litre).

On trouve { Gaz acide carbonique libre. 19 grains 1/2 (1,036 millig.)
Oxyde de fer noir à l'état de carbonate, 1 grain 2/3 (71 millig,)

Sans doute l'absence de la magnésie et son poids non déduit dans l'opération par l'eau de chaux et la distillation, supplée à la quantité d'acide carbonique qui, en s'unissant à l'oxyde de fer, en fait un carbonate. L'action du prussiate de potasse, qui ne teint un bleu que par l'addition de l'acide nitrique, suffit aussi pour prouver que le fer est à l'état d'oxyde noir. Les eaux de Saint-Pardoux méritent donc une place distinguée dans la matière médicale, leur simplicité et l'abondance de leur gaz les faisant différer des autres eaux acidules ferrugineuses.

Il est une source voisine de celle de Saint-Pardoux qui a beaucoup d'analogie avec elle et serait très-précieuse, quoique moins salutaire, si elle en était plus éloignée : je veux parler de la source de la Fomford. Elle se trouve dans une prairie particulière qui dépendait autrefois de la terre de la Trolière, à un grand quart de lieue sud-est de Saint-Pardoux, et ne sert qu'à la boisson des habitants des maisons voisines. Elle est toujours claire et limpide, un peu plus légère que celle de Saint-Pardoux, et, comme elle ne gèle jamais, paraît tiède l'hiver et fraîche l'été. La saveur de ces eaux est à peu près la même. Cependant, celles de la source de la Fomford sont quelquefois moins aigrelettes et paraissent alors fades et nauséabondes, comme l'eau croupissante; d'autres fois, au contraire, elles sont très-piquantes, ce qui, sans doute, a donné lieu à leur nom et dépend de ce qu'elles sont moins abondantes et moins gazeuses que celles de Saint-Pardoux. On voit dans leur réservoir un dépôt jaunâtre assez rare, et l'espèce de conserve appelée bulleuse.

L'action des réactifs versés sur les eaux de ces deux sources est à peu près la même : j'ai seulement remarqué que celles de la Fomford se coloraient en un rouge plus clair, par l'addition de la teinture de tournesol, et en un bleu moins foncé par le prussiate de potasse aidé de l'acide nitrique. L'eau de chaux, versée sur une pinte (litre) de ces eaux jusqu'à ce qu'elle ne se troublât plus, a laissé sur le filtre, bien séché, un précipité de 32 grains, dont les 19,32 ôtés, il est resté 13 grains d'acide carbonique pour la quantité de gaz contenue ici. L'évaporation de 30 pintes (litres) m'a donné un résidu de 22 grains 1/2. Ce résidu, sorti intact de l'alcool, de l'eau froide et chaude distillée et de l'acide acéteux, s'est dissous dans l'acide muriatique, et traité par le prussiate de potasse, aidé de l'acide nitrique s'est coloré en bleu de Prusse et a formé un précipité de prussiate de fer pesant 50 grains 3/4 dont :

Acide prussique........... 28 grains 1/4
Oxyde de fer noir.......... 22 id. 1/2

J'ai versé du prussiate de potasse sur trois pintes (litres) de cette eau, et j'ai eu un précipité de prussiate de fer du poids de 6 grains 3[40 qui, calculée d'après les proportions reçues, contenaient :

Acide prussique.......... 2 grains 33/40
Oxyde de fer noir........ 2 id. 3/4

Ainsi, chaque pinte (litre) d'eau de Fomfort contient :

Gaz acide carbonique. 13 grains (0,676 milligr.)
Oxyde de fer noir. . . 3/4 de grains (0,039 milligr.)

L'eau de Saint-Pardoux lui est donc supérieure et presque toujours préférable ; il est cependant quelques cas où celle-ci peut s'employer, et c'est une ressource pour le pays qui la possède.

On lira sans doute ici avec intérêt le précis de l'analyse chimique des eaux qui ressemblent le plus à celles de Saint-Pardoux, et qui jouissent d'une réputation plus étendue et moins méritée ; la voici, extraite des œuvres de Bergmann :

1° Eaux de *Seltz* : Gaz acide carbonique libre, carbonate de chaux, de magnésie et de soude, muriate de soude.

2° Eaux de *Spa* : Gaz acide carbonique libre, carbonate de chaux, de magnésie et de fer, muriate de soude.

3° Eaux de *Pyrmont* : Gaz acide carbonique, carbonate de chaux, de magnésie et de fer, muriate de soude.

ÉTAT MÉDICAL

CHAPITRE III.

On ne prend ces eaux qu'en boissons, en gargarisme et en lotions ; mais leur usage suffit pour opérer des cures étonnantes.

Ceux que leur état cacochyme ou leurs occupations empêchent de voyager, en font venir ; et presque tous les autres se rendent à Bourbon-l'Archambault, où ils en ont chaque jour de nouvelle, puisée avec précaution.

Administration. — On en boit depuis un verre jusqu'à sept à huit pintes (litres) par jour, et la dose ordinaire est d'une ou deux le matin à jeun, et d'autant au repas, mêlées avec du vin. (Il faut avoir l'attention, lorsqu'on emploie ces eaux en boisson ou en gargarisme, de tenir la bouteille renversée et bien bouchée, dans un vase plein d'eau ordinaire, afin de diminuer la perte des gaz acide carbonique.

Action. — Leur action est aussi astringente et détersive qu'antiseptique ; car, quoi de plus propre à remplir ces indications que le gaz acide carbonique libre avec excès, et le carbonate de fer, lorsqu'ils ne sont neutralisés par aucun mélange terreux ou alcalin. Le médecin ne peut s'empêcher d'admirer les ressources de la nature pour tout varier, en voyant un liquide chargé de substances aussi simples et qui lui fournit d'aussi grands moyens de guérison. Rien de plus facile, en effet, que de suspendre dans de l'eau distillée 1 grain 1/3 d'oxyde de fer noir et d'y introduire 19 grains 1/2 de gaz acide carbonique ; mais que l'on compare les résultats de cette imitation artificielle avec son modèle, et on verra la différence. Comment imiter cette saveur aigrelette et piquante que je ne saurais définir ? Comment composer une substance aussi simple et aussi utile ?

On emploie beaucoup d'eau de Seltz en Allemagne et dans le nord de l'Europe. On en transporte en France, et cependant son analyse prouve qu'elle contient bien moins de gaz acide carbonique que celle de Saint-Pardoux, et point de carbonate de fer comme elle, mais à sa place des sels tels que les carbonates de chaux, de magnésie, de soude et du muriate de soude, substances qui nuisent à l'action tonique et antiseptique qu'on en attend. La source de Saint-Pardoux leur est donc bien préférable pour l'usage médical. Elle est encore plus indiquée comme boisson habituelle aux repas ; car rien ne favorise plus qu'elle la digestion, tandis que, comme on le sait, les sels calcaires et magnésiens de l'eau de Seltz la contrarient. Elle n'a donc besoin que d'être connue davantage pour être plus appréciée, et bientôt peut-être on en servira sur la table des gens riches, comme on y sert en Angleterre celle de Seltz, qui est moins agréable et moins utile. La comparaison de ces eaux à celles de Spa offre à peu près les mêmes résultats : plus grande quantité de gaz acide carbonique et de carbonate de fer, absence des sels magnésiens et calcaires qui en diminuent les effets ; aussi je regarde les eaux acidules ferrugineuses de Saint-Pardoux comme une des sources de ce genre les plus précieuses à la médecine et surtout à la plupart des malades qui viennent prendre les bains et les douches thermales de Bourbon-l'Archambault.

Effets.— C'est un remède éminemment tonique, détersif et anti-septique : or, deux affections graves l'exigent impérieusement : la scrofuleuse et la scorbutique, et, dans l'une et l'autre, on a recours aux bains et aux douches de Bourbon. Quel fruit ne retire-t-on pas alors de l'usage combiné de deux sources aussi différentes, et administrées l'une intérieurement, l'autre à l'extérieur. Le plus grand succès suit toujours ce traitement, et, parmi une foule d'observations qui l'attestent, j'en citerai une remarquable.

Observation, 59. — J. de Moulins, âgé de 13 ans, d'un tempérament phlegmatique, venait d'éprouver plusieurs accès d'une fièvre intermittente gastrique, qui, en compliquant le vice scrofuleux dont il était attaqué, avait donné lieu à une atonie, à une leucophlegmatie générale, à la paralysie de la langue et à celle des extrémités. Lorsqu'il se rendit à Bourbon-l'Archambault, une indolence extrême, des douleurs générales, l'engorgement des glandes cervicales et inguinales, une figure cadavéreuse et une insomnie habituelle accompagnaient cette maladie, qui, après avoir épuisé les ressources les mieux dirigées de la médecine, vint en chercher une dernière dans les eaux de Bourbon. Deux indications se présentaient à remplir : détruire la cause de la maladie et guérir ses accidents, qui s'aggravaient tellement de jour en jour, que le malheureux enfant ne parlait plus, ne pouvait se servir de ses extrémités, et avait les parties génitales et la face dans un état d'œdematie et d'infiltration extrêmes. Je prescrivis les eaux de Saint-Pardoux à la dose d'une à deux pintes (litres) le matin, à jeûn, et aux repas, mêlées avec du vin ; je joignis à cette boisson, le matin, quelques cuillers de sirop amer anti-scorbutique, mises dans les premiers verres ; je fis prendre des bains tempérés d'eau thermale de Bourbon ; j'ordonnai ces eaux en gargarisme, des frictions sèches et aromatiques sur tout le corps, un régime succulent et tonique. Bientôt le sommeil revint, l'œdematie diminua, les muscles de la langue reprirent leur irritabilité et leur mouvement, la figure se dépouilla de la croûte terreuse qui l'enveloppait, et je crus pouvoir préparer par un minoritif la fonte qui s'annonçait. Dès le lendemain, on commença l'administration de la douche descendante à une chaleur augmentée jusqu'à 45°; les extrémités reprirent leur force et leur mouvement, la leucophlegmatie se dissipa, l'atrophie parut avoir trouvé un terme, la face se colora, la langue recommença ses fonctions et articula quelques mots. Ce mieux s'accrut chaque jour, et la cure la plus radicale termina ce traitement, que le froid a forcé de suspendre lorsque tous les accidents et leurs causes paraissaient à peu près détruits. Ce fait offre l'exemple de l'heureuse combinaison des deux sources acidule ferrugineuse de Saint-Pardoux et thermale de Bourbon-l'Archambault. Qu'est-il besoin d'en citer d'autres pour prouver leur utilité dans les affections scrofuleuses! L'eau de Saint-Pardoux ne seconde pas moins les eaux thermales dans le scorbut (voy. page 153). Elle est aussi très-avantageuse, seule, dans les différentes périodes de cette maladie, et dans l'état catarrhal qui la précède, l'asthénie prédominante alors, et qui prépare la dissolution générale, trouve un remède presque certain dans l'usage habituel de cette boisson, seule ou mélangée avec les anti-scorbutiques et le vin.

Une femme prête à expirer d'une hémorrhagie nasale, suite d'une affection scorbutique parvenue à sa seconde période, et dont un des principaux caractères était des ecchymoses et des taches pétéchiales répandues sur tout le corps, me fit appeler de concert avec celui qui la traitait. Le sang coulant toujours malgré l'usage des réfrigérants et des stiptiques, il fallut tamponner pour calmer cet accident. Les anti-scorbutiques et l'eau de Saint-Pardoux, continués ensuite pendant quelque temps, ont suffi pour détruire le vice scorbutique et opérer la cure radicale. Les femmes chez qui l'écoulement périodique cesse de l'être, celles dont la poitrine s'embarrasse, les hommes sujets à des hémorrhoïdes qui ne fluent pas ou qui ont cessé de fluer prennent toujours ces eaux avec succès. Dans des gonorrhées simples, elles conviennent en boisson, et je les administre en injections dans celles qui sont anciennes et ne dépendent plus d'un relâchement et d'une atonie locale. De toutes les maladies, celles où on les emploie le plus souvent et où leur succès est le mieux constaté, ce sont les hydropisies qui suivent les fièvres intermittentes. Leur boisson à haute dose provoque alors des évacuations supérieures et inférieures ; l'estomac, les intestins, les voies urinaires et la peau deviennent autant d'émonctoires, dont la nature profite pour chasser le liquide retenu, rétablir l'irritabilité, la contractilité, la tonicité, rendre l'absorption égale à l'exhalation et compléter la cure. Parmi mille observations, je choisis la plus connue et la plus intéressante, quoique ancienne.

Observation 61. — M. de Ruzière, militaire distingué, revenait de la guerre, couvert d'honorables blessures cicatrisées et avec une hydropisie générale, suite d'une fièvre intermittente, précédée elle-même par une galle indiscrètement répercutée. La médecine avait inutilement mis en usage tous les secours ordinaires et la mort paraissait devoir terminer des jours encore précieux.

Il arrive à Bourbon et consulte mon grand-père, M. Loyseau de Brys, docteur en médecine et intendant des eaux de Bourbon-l'Archambault, qui l'engage à boire des eaux de Saint-Pardoux et à s'exposer nu sur le sable aux rayons du soleil. Il suit ces conseils et boit jusqu'au point de vomir. Le cours de ses urines augmente, elles se chargent et déposent, son corps ruisselle, la peau se couvre d'écailles, l'épiderme se renouvelle, les forces anéanties renaissent, et chaque jour amenant une amélioration nouvelle, M. de Ruzière eut oublié ses maux; mais il s'est toujours rappelé avec reconnaissance la source salutaire qui les avait détruits (il est mort il y a trois ans (1801) âgé de 84 ans).

Veut-on d'autres exemples, qu'on interroge tous les habitants, tous les médecins de ce pays, chacun d'eux en a à citer? En faut-il davantage pour inspirer la plus grande confiance?

Ainsi les eaux de Saint-Pardoux méritent de fixer l'attention des médecins, et ils doivent les conseiller dans les maladies asthéniques, dans les affections scrophuleuses, scorbutiques et catharrales, dans les fièvres intermittentes, menigo-gastriques et (andeno-meningées).

Dans les accidents qui les suivent, comme l'hydropisie, les obstructions, etc., dans les leuchorées, les gonorrhées anciennes et non virulentes, dans les vices de menstruation et dans le flux hémorrhoïdaire supprimé ou retardé.

Je crois que les personnes d'un tempérament phelmatique ou mélancolique, et celles dont les organes sont affaiblies par des jouissances immodérées, devraient faire de ces eaux leur boisson habituelle.

Pour copie conforme au livre imprimé, inscrit au Catalogue supplémentaire de la Bibliothèque publique de la ville de Moulins (Allier), sous le n° 533 bis.

Le Bibliothécaire-Archiviste de Moulins,

CONNY.

M. Faye, fils du précédent, intendant des eaux de Bourbon, constate, dans une foule d'observations, que les eaux de Saint-Pardoux sont d'un grand secours pour les malades de Bourbon qui la boivent transportée pendant leur saison. « On « les exporte aisément, dit-il, elles se conservent « si bien que j'en ai envoyé en Allemagne, en « Italie et en Pologne, où on la buvait avec plaisir « et succès ; aussi remplaceront-elles un jour en « France les eaux de Seltz. »

M. Régnault, dans le précis descriptif et pratique sur les eaux minérales de Bourbon, s'exprime ainsi :

« Les eaux de St-Pardoux, prises en boisson, « par leurs qualités stimulantes, toniques et ra- « fraîchissantes, conviennent dans toutes les ma- « ladies où le sang est appauvri comme les pâles

« couleurs, les convalescences, les fièvres lentes,
« les engorgements du foie et de la rate, dans la
« bouffissure, l'hydropisie, la scrofule, les maux
« d'estomac, les digestions lentes et pénibles, la
« gravelle et les rétentions d'urine, etc.

Elles remplacent avec avantage les eaux analogues de Pougues et de Bussang et dans beaucoup de cas celles de Vichy. « J'ai remarqué, dit-il, que
« pour guérir ces maladies, elles agissaient bien
« en les prenant le matin à jeun, à la dose de deux
« à trois verres. Beaucoup de personnes, pour con-
« server leur santé, en font journellement leur eau
« de table favorite, en raison du goût agréable
« qu'elle communique au vin avec lequel on la
« mêle heureusement sans jamais le décomposer
« comme le fait l'eau de Vichy. »

Avec les vins inférieurs, elle corrige l'acreté et en neutralise les principes malfaisants ; elle ne trompe pas la soif, elle la calme.

M. le docteur Grellois, médecin principal et secrétaire du conseil de santé des armées, en a fait aussi l'éloge dans ses études faites pendant l'été 1858.

Propriétés physiques des Eaux de Saint-Pardoux.

Leur température ne varie pas, elle est de 12° centigrades, c'est-à-dire inférieure à celle de l'atmosphère pendant la saison des eaux.

Voici l'analyse la plus récente de M. Ossian Henry :

100 grammes ont donné de substances fixes qui se décompose ainsi :	0,1841
Bi-carbonate de chaux.. .... Bi-carbonate de magnésie.................	0,0287
Bicarbonate de soude.......................	0,0254
Sulfate de soude et de chaux............. ...	0,0100
Chlorure de sodium et de magnésium........	0,0300
Silicate de chaux et d'alumine.................	0,0700
Oxyde de fer associé à une matière organique.	0,0200
Total........	0,1841

Gaz acide carbonique, 1 vol. et 1|6e.

Par cette analyse, la composition de l'eau qui nous occupe n'est pas la même avec toutes les sources de Vichy, Hauterive, Cusset, et des puits que l'industrie a creusés (1); elles ont toutes une

(1) Vichy Cusset où l'on compte plus de vingt sources minérales ont toutes une saveur à peu près analogue.

température plus élevée que celles de Saint-Pardoux qui est froide et toutes une saveur alcaline lixivielle qui est leur caractère dominant. Les dernières analyses des eaux de Vichy, puits Lardy, Hauterive, Cusset, indiquent les mêmes substances dans l'eau de toutes ces sources, dans celles qui sont thermales comme dans celles qui sont froides, le terrain qui les minéralise étant le même (1).

Le principe le plus abondant est le *bicarbonate de soude*, et c'est à ce sel qu'on attribue les principales propriétés de ces eaux.

Cette différence de goût, de température, qui minéralisent les eaux de Saint-Pardoux et celles de Vichy, explique la différence qui doit exister dans leurs propriétés médicinales, car où il n'y a pas identité de principes, il ne doit pas y avoir identité de résultats, et c'est à tort qu'on voudrait les remplacer les unes par les autres.

Les eaux de Saint-Pardoux, plus riches en gaz acide carbonique, contiennent, il est vrai, moins de bicarbonate de soude que celles de Vichy ; mais loin que ce soit un avantage pour ces dernières, je crois que c'est une raison pour préférer les eaux

(1) Pline a dit ces paroles : Telles sont les eaux telle est la terre qui leur livre passage.

de Saint-Pardoux dans les maladies où les unes et les autres peuvent convenir. M. Bouchardat, en parlant de la soude dans son *Formulaire magistral*, s'exprime ainsi : « Les eaux de Vichy sont plus « riches en alcali qu'il n'est nécessaire, un « gramme par litre d'eau est suffisant. » Les sels auxquels on doit accorder une puissante action médicinale sont les carbonates de chaux et de magnésie, leur usage peut être prolongé sans jamais produire aucun des troubles que causent les sels débilitants de soude et de potasse, inconvénient signalé par M. Magendie.

Ces sels de chaux et de magnésie, employés de tout temps contre certaines affections chroniques de l'estomac et des intestins, dominent dans les eaux de Saint-Pardoux. Elles sont bien plus ferrugineuses que celles de Vichy, Cusset, Hauterive, dont les analyses de M. O. Henry n'en indiquent que des traces. C'est à la combinaison du fer et des phosphates avec l'acide carbonique, que les eaux de Saint-Pardoux doivent leur supériorité d'action reconstituante sur celles de Vichy, dans toutes les maladies où les ferrugineux conviennent, aussi les emploie-t-on avec beaucoup de succès chez les convalescents débilités par les fièvres, dans les pâles couleurs (chlorose), les flueurs blanches (leuchorrée), dans le dérangement des règles, leur suppression, les métrorrhagies (pertes utérines), pendant les convalescences des fièvres typhoïdes, et enfin, dans toutes les maladies où l'atonie prédomine et où le sang est plus ou moins dépourvu de son principe de coloration. Bue le matin Saint-Pardoux stimule l'appétit et est utile contre la gravelle. Il n'est pas douteux non plus qu'elle puisse dissoudre ou du moins rendre friables certains calculs de la vessie ou des reins et par suite en favoriser l'expulsion. Selon M. Herpin de Metz, le gaz acide carbonique absorbé par l'estomac et les intestins aurait un effet très-remarquable dans ces maladies. Elle est indiquée aussi contre la goutte car elle a une action fondante et résolutive par excellence. Le docteur Constantin James a dit dans son guide aux eaux minérales : « Je ne puis mieux comparer le sang des goutteux qu'à ces eaux incrustantes qui abandonnent peu à peu dans leurs canaux une partie de leurs sels minéralisateurs jusqu'à ce qu'enfin, si on n'y porte pas remède, ces canaux s'engorgent et même s'obstruent au point de devenir plus ou moins imperméables. »

Il est évident, aux yeux de tous les médecins, qu'elles sont utiles dans toutes les irritations nerveuses de l'estomac et des intestins. Les eaux de Saint-Pardoux réchauffent et réconfortent ces organes, fortifient les fibres relâchées, ravivent l'appétit naturel, inconnu aux malades affectés de dyspepsie. Par la fraicheur et la gentillesse de son principe gazeux, elle stimule et entretient, par sa tolérance parfaite, la force et la santé ; c'est l'aimable compagne des hommes d'études, des femmes sensibles et vaporeuses, de toutes personnes qui se livrent à la méditation et aux professions sédentaires.

Nous pouvons dire des sources les plus en vogue qu'elles sont fort complaisantes, qu'elles sont un peu ce que la mode les a faites et ce que chacun désire ce qu'elles soient. Un jour le célèbre Pope demandait à une jeune dame pourquoi elle prenait les eaux. Par pure fantaisie, dit-elle. Eh bien, dit le poëte, vous ont-elles guéries ?

Saint-Pardoux a pris peu d'extension, cela est dû au séjour monotone qui ne permet pas d'y attirer des étrangers avec le nécessaire pour une vie commode, il est bien facile par le secours d'une publicité annuelle s'élevant à 200,000 francs, d'attirer les étrangers et de les leurrer d'illusions. Cependant ils sauront remarquer qu'il en est des remèdes comme des aliments, que ce sont les plus agréables, que le goût préfère ; parce que l'estomac les accepte de préférence pour profiter et mieux réparer les forces, aussi la médecine noire et une mauvaise alimentation sont-elles sans valeur et délaissées par les populations.

Thérapeutique.

Certaines eaux minérales sont le remède le plus sûrement efficace que l'on puisse opposer à un grand nombre de maladies ; mais pour que les résultats répondent aux espérances du médecin et du patient, il faut que le choix repose sur la composition chimique des eaux minérales et sur une expérimentation consciencieuse.

Devant de tels écrits, c'est recevoir la plus haute marque de distinction qui puisse être adressée à une substance médicinale. Bordeu a dit : Je regarde comme incurable toute maladie chronique qui a résisté aux eaux minérales. En effet, ne sont-elles pas le modificateur de l'organisme en se mêlant au sang qui est le principe essentiel de la vie ? Les eaux de Saint-Pardoux, circulant avec ce fluide, prennent nécessairement une part aux phénomènes physiologiques qui se meuvent au sein des tissus vivants ; elle les influence, et, de plus, elles laissent par affinité les mêmes principes formatifs du sang, des nerfs, des os et des tissus humains que l'analyse y a trouvé combinés, comme le phosphate de chaux, le sel et le fer, principe qui se trouve dans la graisse, les humeurs, le sang, les os. Serait-ce pour cela que Nicolaï au XVe siècle l'appelait la fontaine vineuse, ou en raison de sa bonne alliance avec le vin, ou encore parce qu'elle se rapproche un peu de ce précieux liquide. Les gens de la campagne la nomment toujours l'*eau forte*. L'eau de Saint-Pardoux agit en déterminant une excitation plus ou moins forte qui a pour effet de réveiller les tissus et de produire, comme disait Bordeu, un *remontement général*. Elles font passer les organes de l'inertie à l'activité en communiquant à la constitution une force qu'elle n'aurait pas eue suffisamment en elle-même, pour ces transformations. Le sang, dans les cas de maladie, lorsque nous l'avons reçue, se corrompt dans les foyers d'infection, il entraîne avec lui et communique à toute la masse les principes délétères qu'il y puise sans cesse. L'eau minérale ingérée combat aussitôt cet empoisonnement progressif, elle neutralise, élimine peu à peu, expulse bientôt entièrement les matières impures étrangères au sang, soit par les évacuations alvines, les urines et toutes les sécrétions naturelles du corps humain, considérablement activées ; le sang, quelles que soient les causes anciennes ou héréditaires de sa composition, est dans un temps déterminé, rendu à la pureté désirable.

Ce n'était pas alors par esprit mercantile, ni comme aujourd'hui par les efforts d'une vaste association intéressée, mais bien des voix désintéressées qui, depuis trois siècles, ont parlé élogieusement des eaux de Saint-Pardoux. Ce n'était plus l'enthousiasme, mais l'expérience, et l'autorité de praticiens qui avaient sanctionné la médication essentiellement tonique, réparatrice et reconstituante de cette remarquable eau ferrugineuse, gazeuse, alcaline.

Les eaux de Saint-Pardoux conviennent dans toutes les affections caractérisées par un état de faiblesse, de langueur et d'atonie, parce qu'elles ont l'avantage de pouvoir être bues, sans précaution particulière, avant, après et pendant le repas.

La plupart des autres eaux ferrugineuses de Bussang, d'Orezza, de Spa constipent et sont souvent difficiles à digérer, parce qu'elles ne contiennent qu'une très-petite quantité de gaz acide carbonique.

Rien de semblable avec l'eau de Saint-Pardoux. Elle agit en donnant un surcroît d'activité à toutes les fonctions et dispose l'économie dans des conditions les plus favorables à l'absorption du fer, qui pénètre dans la circulation sans fatigue pour l'estomac.

Les eaux de Saint-Pardoux sont uniques en France par l'ensemble de leur composition chimique. Cette eau, par sa richesse en gaz acide carbonique, par ses heureuses proportions de sels alcalins, de chlorure de sodium et de *fer à haute dose*, est apéritive et digestive, par excellence.

En effet, quoi de plus reconstituant que ce fer qui s'assimile au sang des constitutions affaiblies. Le fer et le chlorure de sodium, agents réparateurs absorbés par le sang, l'enrichissent ; ils lui font perdre une partie de sa coagubilité ; le sang se meut alors avec plus de liberté dans ses canaux, et c'est par cette propriété que ces eaux bienfaisantes sont souveraines dans tous les engorgements des viscères.

Le mode d'action des eaux de Saint-Pardoux est facile à comprendre, leur principe minéralisateur en pénétrant dans l'organisme, provoque une excitation générale et profonde ; il heurte à toutes les portes, met en mouvement toutes les humeurs, remue toutes les fibres et détermine un travail interstitiel et dépuratif, qui aboutit à une véritable explosion. On comprendra que les eaux de Saint-Pardoux sont utiles dans la syphilis et les maladies secrètes, avec cette remarquable propriété d'appeler au-dehors le virus caché profondément au sein des tissus. Le fer s'y trouve à l'état d'oxyde, mais nullement en trop grande quantité pour exercer une action trop astringente sur l'intestin ou trop excitante sur la circulation, ce sont dans les cas d'anémie, de chlorose, de faiblesse de constitution, dans les luttes de la jeunesse contre la puberté et à l'époque de l'âge critique des femmes, que ces eaux triomphent et font merveille.

Les propriétés dynamiques et stomachiques de l'eau de Saint-Pardoux sont vraiment surprenantes : le premier effet produit par la boisson est une augmentation copieuse d'urine ; cette excitation rhénale ne tarde pas à se calmer, c'est un phénomène utile dans certains cas, comme l'hydropisie, les fièvres lentes. Cette action diurétique est très-précieuse et infiniment préférable à celle que l'on s'efforce d'obtenir à l'aide des médicaments dits diurétiques.

Au bout de six à huit jours, quelquefois plustôt, commence une action apéritive et digestive qui va toujours croissant.

Mais ici, il est parfois nécessaire de procéder mécaniquement ; chez certains malades, les premières doses d'eau de Saint-Pardoux sont difficiles à digérer et déterminent de la pesanteur épigastrique ; il faut alors diminuer les doses. En les augmentant ensuite lentement, graduellement, l'accoutumance ne tarde pas à se produire, et dès lors, en raison de sa fraîcheur, de son action stimulante et tonique, l'on peut boire impunément une grande quantité d'eau de Saint-Pardoux.

Comme l'a dit M. Faye (page 67) qu'on interroge tous les habitants, tous les médecins du pays, chacun a à citer bien des cas de guérisons.

Demandez aux malades de Bourbon, tant de l'hôpital civil que de l'hôpital militaire, tous vous diront le bien que leur a produit l'eau froide de Saint-Pardoux, pendant leur saison aux bains de Bourbon.

Les éminents docteurs hydrologistes : Périer à Bourbon-l'Archambault, Bonnet de Malherbes, à Néris, Durand-Fardel à Vichy, les ont toujours recommandées avec succès à leur clientèle.

CONCLUSION

Les nombreux services que cette eau minérale rend loin de la source sont irrécusables, car elle n'a pas été aidée par une reconnaissance irréfléchie des malades, puisque chez elle le séjour n'a pas lieu ni ne peut faire les frais de la guérison (1).

Devant des écrits sérieux d'une telle authenticité ; en présence de pareils hommes sérieux et capables, on se demande comment cette notoriété n'a pu contribuer davantage à faire apprécier au public, dans une zone plus étendue, les bienfaits de la meilleure eau de France. La raison en est que l'on n'a pas fait de publicité, sans cela le mérite isolé était seul impuissant. Dépourvues de chemin pour attirer la clientèle, les eaux de Saint-Pardoux se sont vues forcées de se confier en leur propre valeur, situées dans un pays accidenté, éloignées des villes, privées de toute bonne voie de communication. Il eut fallu dès longtemps commencer par la publicité pour faire connaître l'utilité des chemins. En effet, les meilleures choses sont inutiles si le public les ignore.

Les eaux les plus efficaces, les plus riches manquent de visiteurs, végètent sans clientèle si on néglige de rappeler leur existence.

L'abus de l'annonce et de la réclame est devenu maintenant l'ennemi de la vraie publicité, le mal

(1) La notoriété ne lui a jamais fait défaut. En général, c'est une preuve qu'on a toujours plus de confiance en une chose éprouvée par une longue expérience.

s'est trouvé à côté du bien. A l'aide de cette publicité illusoire, on s'efforce de séduire le public pour acquérir à une source une valeur non méritée dans un temps où tout vieillit d'une année à l'autre, en attribuant à des eaux efficaces dans certains cas, des propriétés exagérées et mensongères. Certaines eaux ne se vendent que parce que l'on fait pour un chiffre de 150 mille francs de publicité.

La mode, l'engouement en ont à tort fait plus que la médecine.

La Providence semble avoir départi les eaux minérales à un grand nombre de localités déshéritées pour les dédommager. Ouvrant la carte de l'Allier, est-il possible, ô source bienfaisante ! que, faute de communication, tu sois encore cachée près de l'impénétrable forêt de Civrais, et qu'ainsi réfugiée tu nous dérobes les charmes de ta nymphe et de ton onde ?

Nous avons été injuste envers toi de ne pas t'embellir !

La nature, en nous fournissant ton précieux médicament qui sourde tout préparé du sein de la terre, ne t'a pas créée moins salutaire que tes sœurs plus en renom ; au contraire, comme une nourrice opulente, elle t'a grandiôsement prodigué ses trésors de sulfates et de phosphates de fer, et trop coupable, jusqu'ici nous t'avons méconnue en te laissant oublieuse et oubliée.

Que justice soit rendue à la naïade de Saint-Pardoux ! Qu'elle entre dans l'arène et déploie sa vieille bannière portant partout ses attributions de rajeunir, de corriger les mœurs et de consoler toujours. Qu'elle la plante à côté des fiers étendards de Pougues et de Vichy, et, comme au moyen-âge, qu'elle dise bien loin : « Saint-Par-
« doux ! Choisissez Saint-Pardoux, rompant des
« lances et proclamant ses merveilles, afin que sa
« bonne eau qui guérit et conserve la santé soit
« tour à tour choyée, fêtée, admise sur nos
« tables ! »

Saint-Pardoux, en prodiguant à notre génération ennuyeuse et ennuyée la joie, la belle humeur et la santé, profitera à l'humanité, qui lui saura gré de la résurrection de ses eaux.

Saint-Pardoux, par l'emploi de l'eau froide, comme moyen curatif, pourra devenir le centre d'où cette régénération sociale prendra son essor.

Eau minérale ferrugineuse sulfureuse de La Trollière.

Cette source, qui appartient aussi à l'Etat, offre de grandes analogies avec Saint-Pardoux, dont une distance de 1,500 mètres environ la sépare. Elle sort des marnes irrisées ; les parois du bassin qui renferme cette eau minérale sont garnis de conferves et d'un dépôt noirâtre. Dans la limpidité de la masse, on aperçoit sortir du fond de l'eau de grosses bulles qui montent à chaque instant et éclatent avec bruit à la surface ; elles rendent une odeur d'œuf pourri.

L'eau de la Trollière est utile dans de graves maladies, par suite de la sulfuration de cette eau qui maintenant est un fait prouvé. Un débat a eu lieu à ce sujet entre plusieurs médecins hydrologistes. On constate dans cette eau une odeur sulfureuse prononcée, un goût marqué d'œuf pourri qui caractérise le gaz hydrogène sulfuré. M. Régnault a écrit la phrase suivante, à laquelle MM. Caillat, Belu, Perrier ont donné leur entière approbation :

« L'état sulfureux de la Trollière semble dé-
« pendre de réactions opérées entre les sulfates et
« quelques matières organiques, débris de confer-
« ves ; il est dû aussi à ce que l'acide carbonique,

« en grand excès, déplace sans cesse le gaz sul-
« fhydrique et en rend l'odeur manifeste; mais « quelle que soit l'origine de ce gaz, sa présence « n'en est pas moins du plus grand intérêt pour la « thérapeutique. »

Expédition des eaux sous le contrôle de l'Etat, tarif fixé par S. Exc. M. le Ministre de l'agriculture, du commerce et des travaux publics.

Prix, à la source, 50 centimes la bouteille, verre et emballage compris.

Adresser les demandes à M. Berger, concessionnaire des eaux, à Saint-Pardoux, par Cérilly (Allier).

Question locale.

Bon nombre des cures de l'eau de Saint-Pardoux sont de véritables résurrections.

L'influence de l'eau froide en boisson a été reconnue par tous les peuples.

*
* *

Les Anciens puisaient une partie de leur santé et de leur virilité dans les applications froides dont ils faisaient un fréquent usage.

*
* *

L'efficacité prompte, constante des eaux de Saint-Pardoux dans les fièvres intermittentes, dans l'hydropisie est un fait qui n'est pas contesté.

*
* *

L'eau médicinale de Saint-Pardoux est la boisson de table par excellence.

*
* *

Tout se lie dans l'organisme, la lésion d'un organe entraîne le dérangement de la fonction, et celle-ci trouble toutes les autres avec lesquelles elle s'harmonise.

*
* *

La médecine ordinaire s'attaque directement à la lésion locale, sans se préoccuper beaucoup du désordre qui s'est déclaré dans le concert des fonctions. La médecine hydrominérale vise surtout à rétablir l'harmonie fonctionnelle dans les limites du possible, en développant la puissance vitale.

*
* *

Le traitement hydrominérale des fièvres intermittentes est d'un grand intérêt pour les hôpitaux militaires.

Appuyé sur l'opinion publique, qui est généralement l'expression de la vérité; au nom de l'hygiène générale, qui ne refusera pas à Saint-

Pardoux et à la Trollière le rang que leurs propriétés leur assignent ;

Il faut pouvoir arriver à ces charmantes sources ;

Il faut une route pour aller chercher les services de ces gracieuses souveraines.

De nombreux villages, situés dans cette partie de la commune de Theneuille, où se trouvent des moulins, des carrières, des tuileries et une partie de la forêt de Civrais, témoignent de son importance.

Nous demandons qu'unie aux intérêts de ces habitants et à ceux du public comme aux siens propres, la municipalité de Theneuille ne soit pas indifférente dans cette urgente question de chemin où sont engagés de nombreux intérêts.

Nous espérons, au nom des personnes que leurs affaires appellent dans ce pays, que les routes seront bientôt conduites à bonne fin, et que les étrangers et les malades qui sont obligés d'avoir recours aux eaux ferrugineuses de Saint-Pardoux et sulfureuses de la Trollière, n'auront plus à se plaindre (comme ils l'ont fait amèrement) du mauvais état des chemins, par suite de l'indifférence de la commune de Théneuille.

Nous regrettons vivement que cette commune, au lieu de faire passer le chemin de petite vicinalité par les villages de Latrollière et de La Velatte l'en ait au contraire détourné, en le rapprochant de la grande route de Bourbon à Cérilly, où il est presque parallèle. A la moitié de son parcours, il n'en est éloigné que de un kilomètre. Pourquoi en avoir privé les villages de la *Monturière*, du *Bois curé*, les *Grands Champs*, le *Domaine neuf?* Est-ce que les habitants de La Velatte, de Latrollière, du Mont et de tant d'autres localités, situées dans la partie Est de la commune, n'eussent pas préféré voir cette voie maintenue dans sa vraie direction, plutôt que reléguée loin d'eux, près d'une autre route. De Saint-Pardoux pour aller à Theneuille, la distance était plus courte par Latrollière, le terrain présentait une topographie moins élevée ; on évitait les côtes trop rapides par où le chemin a été construit, et certainement il eut moins coûté.

Si nous arrivons à ce but de résurrection, c'est grâce à la bienveillante initiative de l'administration préfectorale, à qui nous devons une belle route, ornement du pays, qui conduit de Cérilly à Saint-Pardoux. En témoignant nos remerciements à la municipalité cantonale, nous désirerions que cette voie fût bientôt prolongée jusqu'à Saint-Plaisir pour relier Bourbon ; l'opinion publique, malades et bien portants, lui sauront bon gré d'accorder satisfaction aux intérêts généraux du pays.

TABLE DES MATIÈRES

Moulins, imprimerie de C. Desrosiers.

www.ingramcontent.com/pod-product-compliance
Ingram Content Group UK Ltd.
Pitfield, Milton Keynes, MK11 3LW, UK
UKHW012242240726
13966UKWH00003B/1249